New Technologies in Dermatological Science and Practice

Intelligence, Regeneration, Speed, and Precision

皮肤科学新技术

智能·新生·速度·精准

原著　[美] Lawrence S. Chan　　[美] M. Peter Marinkovich

主译　吴文育　　　副主译　林尽染

中国科学技术出版社
·北京·

图书在版编目（CIP）数据

皮肤科学新技术：智能·新生·速度·精准 /（美）劳伦斯·S. 陈,（美）M. 彼得·马里科维奇原著 ; 吴文育主译 . — 北京 : 中国科学技术出版社 , 2024.1

书名原文 : New Technologies in Dermatological Science and Practice：Intelligence, Regeneration, Speed, and Precision

ISBN 978-7-5236-0006-1

Ⅰ.①皮… Ⅱ.①劳… ② M… ③吴… Ⅲ.①皮肤病学 Ⅳ.① R751

中国国家版本馆 CIP 数据核字 (2023) 第 205773 号

著作权合同登记号：01-2022-5977

策划编辑	宗俊琳　郭仕薪
责任编辑	延　锦
文字编辑	张　龙
装帧设计	佳木水轩
责任印制	李晓霖

出　　版	中国科学技术出版社
发　　行	中国科学技术出版社发行部
地　　址	北京市海淀区中关村南大街 16 号
邮　　编	100081
发行电话	010-62173865
传　　真	010-62173081
网　　址	http://www.cspbooks.com.cn

开　　本	710mm×1000mm　1/16
字　　数	157 千字
印　　张	10.5
版　　次	2024 年 1 月第 1 版
印　　次	2024 年 1 月第 1 次印刷
印　　刷	北京盛通印刷股份有限公司
书　　号	ISBN 978-7-5236-0006-1/R·3131
定　　价	98.00 元

版权声明

译校者名单

主　译　吴文育

副主译　林尽染

译校者　（以姓氏笔画为序）

王上上　石祥广　朱沁媛　刘庆梅

刘孟国　李　政　杨　凯　吴文育

张　悦　陈淑君　林尽染　倪春雅

龚轶一

内容提要

本书引进自 CRC 出版社，由知名皮肤科专家 Lawrence S. Chan 与 M. Peter Marinkovich 共同编写，是一部系统介绍最新皮肤科学领域实践新技术的专著。全书共 11 章，详细阐述了人工智能在皮肤科学的应用、3D 生物打印再生人毛囊与皮肤、质谱技术辅助 Mohs 显微描记手术、基因编辑技术在遗传性皮肤病与大疱性表皮松解症的应用，以及嵌合抗原受体 T 细胞疗法精准治疗自身免疫性疱病等内容。本书内容全面，紧跟前沿，有助于国内皮肤科同道系统地了解国际前沿实践新技术，为医学专业人员提供有价值的参考，同时推进皮肤病临床创新技术的研究、转化及应用。

主要译者简介

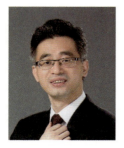

吴文育 医学博士，主任医师，教授，博士研究生导师，复旦大学附属华山医院皮肤科副主任，皮肤外科主任、植发中心主任，上海毛发医学工程技术研究中心主任。中国整形美容协会毛发医学分会候任会长，中国医师协会皮肤科分会皮肤外科学组副主任委员，中华医学会整形外科分会毛发移植学组副主任委员，中国中西医结合学会医学美容分会毛发移植学组副主任委员等。承担国家自然科学基金、上海市科委、上海申康医院发展中心重大临床研究项目等国家及省部级科研项目多项。获2018年度"国之名医·优秀风范"奖等。牵头及参与制订7项专家共识/标准。主编/副主编专著4部，主译专著2部，参编著作10余部，发表论文100余篇。

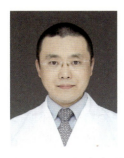

林尽染 医学博士，副主任医师，复旦大学附属华山医院皮肤科青年骨干，上海毛发医学工程技术中心核心成员。中国整形美容协会毛发医学分会常务委员，中国医师协会皮肤科医师分会皮肤肿瘤学组委员，上海市医学会皮肤科分会皮肤外科学组委员，国际毛发移植修复外科学会会员兼中国区秘书，美国皮肤病学会国际会员，国际皮肤淋巴瘤学会会员。主持或参与国家自然科学基金项目、上海市科委项目、上海毛发医学工程技术研究中心项目、上海申康医院发展中心项目、复旦大学医工结合科研项目等。获2017年度复旦大学附属华山医院"十佳医务青年"与2019年度复旦大学"十佳优秀青年医师"称号。以第一作者或通讯作者身份发表SCI收录论文10余篇。

译者前言

近年来，随着科学创新技术的高速发展，医疗领域发生了翻天覆地的变革，外科微创化、内科介入化、诊断分子化，使医疗水平变得更高效、更精准，并在生命科学领域展现了更大的灵活性。皮肤科学身处这样的变革之中，尽管其诊断依旧依赖传统的视诊，但是越来越多的新技术也逐渐运用到皮肤科学的临床实践中，促进了皮肤科学诊断的快速和精准、治疗的多样性和靶向化，使得许多疑难杂症不再"无药可医"，解决了很多临床尚未满足的需求。我们希望 *New Technologies in Dermatological Science and Practice: Intelligence, Regeneration, Speed, and Precision* 中文版的出版，可以帮助国内皮肤科同道系统了解目前国外正在开发并转化的创新技术，为我国皮肤医学的临床医生和研究者带来灵感与启发，激励大家开发更多可用于皮肤病临床的创新技术，造福广大皮肤病患者。

本书由知名皮肤科专家 Lawrence S. Chan 与 M. Peter Marinkovich 共同编写，是一部系统介绍最新皮肤科学领域实践新技术的著作，详细阐述了人工智能在皮肤科学的应用、3D 生物打印再生人毛囊与皮肤、质谱技术辅助 Mohs 显微描记手术、基因编辑技术在遗传性皮肤病与大疱性表皮松解症的应用、嵌合抗原受体 T 细胞疗法精准治疗自身免疫性疱病等内容，紧跟时代前沿。

我们由衷地感谢所有参与本书翻译的复旦大学附属华山医院皮肤科的同事们，没有他们的热情与奉献，就没有本书中译本的面世。此外，还要感谢中国科学技术出版社在本书引进出版过程中给予的大力支持。

由于书中所述的部分前沿技术尚未引入中国，许多专业名词的翻译尚未达成统一，加之中外语言表述差异，中文翻译版中可能还存在一些疏漏及不足，恳请各位读者、专家批评指正。

"风物长宜放眼量"，技术革新日新月异，真诚期盼本书能够成为临床与技术创新融合的纽带与桥梁，为助力我国皮肤科学的腾飞贡献一份微薄之力！

原书前言

近十年的科技发展飞速，特别是人工智能、区块链技术、3D 生物打印和基因编辑技术等领域。医疗实践（包括皮肤科学）则刚刚开始转化应用这些先进技术。目前尚无已出版的皮肤生物学相关著作涉及这些领域。依据书中所述，皮肤科学在实践中的新技术包括智能、新生、速度和精准四个方面。本书展示了皮肤科学相关的前沿科技，以期填补这些知识空白。"智能皮肤医学"部分（第 1～4 章）的前三章讨论了人工智能的原理和理论，以及人工智能在临床影像学与皮肤组织病理学中的应用，第 4 章则介绍了一种新的影像技术——光学相干断层扫描（一种皮肤病智能诊断方法）。"新生皮肤医学"部分（第 5～7 章）的前两章专门描述了利用 3D 生物打印再生毛发和皮肤的技术，第 7 章则致力于通过环保方法再生皮肤屏障。"速度皮肤医学"部分（第 8 章）主要介绍了质谱分析在皮肤癌术中切缘评估中的应用，可为目前开展的 Mohs 显微描记手术节省大量时间。"精准皮肤医学"部分（第 9～11 章）的前两章聚焦皮肤病精准基因治疗，重点介绍了遗传性大疱性皮病的治疗，第 11 章则介绍了 CAR-T 细胞疗法精准治疗自身免疫性疱病。本书可作为对前沿皮肤科学技术的知识投资。

本书由医学教育工作者编写，旨在提醒医学院教师有必要将这些医学技术进步纳入他们的教学内容。本书也适用于皮肤科住院医师，可帮助他们学习那些将来可能会影响医学实践的新技术。更重要的是，本书为每日面对皮肤病患者的皮肤科临床医师（执业皮肤科医生）所设计，旨在为他们提供崭新、前沿的皮肤科学信息。最后，本书也是为皮肤病领域的研究人员准备的，希望激励他们掌握并开发更多可用于皮肤病诊断与治疗的新技术。

致 谢

先要感谢所有编者为本书出版倾尽全力，再要感谢我们所在的学术机构伊利诺伊大学医学院、詹姆斯洛弗尔船长联邦医疗保健中心（陈博士）和斯坦福大学医学院（Marinkovich 博士）的慷慨支持。此外，还要感谢我们的家人，在我们编写本书期间给予的充分理解与全力支持。

目　录

第一篇　智能皮肤医学

第二篇　新生皮肤医学

第一篇
智能皮肤医学

Intelligent Cutaneous Medicine

第1章 人工智能基本原则与算法

Artificial Intelligence: Basic Principles and Algorithmic Ethics

Lawrence S. Chan 著

陈淑君 译   吴文育 校

一、概述

在第一篇"智能皮肤医学"中，将详细介绍人工智能（artificial intelligence，AI）在临床实践中的应用。首先要对人工智能的概念做必要的介绍。我作为一名非计算机专家来负责本章节的编写，其实有些勉强。借助于我的工程学背景和大学期间积累的数学知识，我仔细研读了人工智能相关的书籍。对于大多数同样不是计算机专家的读者而言，我用通俗易懂的语言来讨论人工智能话题，更能引起共鸣。因此，本章将不会对人工智能进行深度的技术解释，这样也有助于读者在第2章和第3章中理解人工智能在皮肤病学中的应用。

二、智能的定义

人工智能是人为制造的一种特殊的智能形式。因此，在定义人工智能之前，首先明确定义"智能"一词是恰当的。根据韦氏在线词典，智能被定义为"学习、理解、处理新的或尝试性情况的能力"和"运用知识操纵环境或通过客观标准（如测试）进行抽象思考的能力"[1]。类似的是，《剑桥词典》将智能定义为"学习、理解、做出判断或拥有基于理性观点的能力"[2]。如前所述，学习、理解和应用知识的能力，对理性的熟练运用及心智敏锐性都隐含在智能中。

三、人工智能的定义

在人工智能的定义中，形容词"人工"被定义为"由人制造，通常是自然事物的复制品"[3]，"通常基于自然模型的人为设计：人造的"，"由人引起或产生的，尤指由社会或政治机构引起或产生的"，"缺乏自然或自发的品质"[4]。因此，人工智能意味着一种人造的非自然的智能。计算机科学家最在意的是人工智能的行为是否像一个有智能行为的人，正如一位计算机专家所说，"人工智能的目标是开发一种表现得像智能机器一样的机器"[5]。另一位计算机科学家将人工智能更全面的定义为，"类似于人类智能的相关过程计算机技术，如推理、学习和适应、感官理解和交互"[6]。有趣的是，一些领域专家使用了一个功能术语"协作"来描述他们与人工智能的关系[7]。

四、人工智能的发展简史

人工智能有一段短暂但有趣的历史。麻省理工学院（Massachusetts Institute of Technology，MIT）因其在科学和技术领域的杰出成就，在人工智能诞生之初就发挥了重要的作用。以下是人工智能开发里程碑活动的简要列表。

- John McCarthy（1956 年加入 MIT）被公认为是在 1955 年第一位创造"人工智能"一词的科学家。1956 年，他在新罕布什尔州达特茅斯大学组织了一次研讨会，与语言模拟、神经网络和复杂性理论方面的很多研究人员一起阐明了"机器思维"的概念[8]。因此，1956 年被视为 AI 诞生的准确年份[5]。
- John McCarthy 于 1958 年在 MIT 发明了 LISP 语言（列表处理的缩写，一种正式的数学语言）用于编程[9]。
- John McCarthy 和 Marvin Minsky 在 1959 年联合建立了 MIT 人工智能实验室[10]。

- "机器学习"的定义是科学家 A.L. Samuel 在 1959 年创立的 [11, 12]。
- John McCarthy 于 1965 年在斯坦福大学创建了人工智能实验室 [13]。
- 深度学习的网络是利用 20 世纪 80 年代人类神经网络的一般框架衍生的原理开发的 [14-17]。
- 2017 年，IBM 与 MIT 联手成立了一个新的 MIT-IBM 沃森人工智能实验室，由 IBM 投资 2.4 亿美元，为期 10 年。新的实验室旨在改进人工智能硬件、软件和算法 [18]。
- 最近，MIT 院长 Reif 博士于 2018 年 2 月宣布了一项重大举措，为了加强其人工智能实验室中的人类智能和人工智能研究，该实验室已拥有 200 多名独立资助的主要研究人员 [19]。

五、人工智能的商业投资

在过去的几年中，商业组织在开发和收购人工智能仪器和人工智能应用方面进行了大量投资。在全球层面，2019 年人工智能的投资和支出预计为 350 亿美元，比 2018 年增长 40% 以上。预计到 2022 年，人工智能系统的支出水平将达到近 800 亿美元。到 2030 年，人工智能投资的结果预计将为全球经济增加 15 万亿美元。促成这一增长的因素包括人力产出的提高、产品和服务的个性化改进、网络安全威胁的预警机制和成本控制模式的建立。从医疗保健的角度来看，人工智能有可能通过在技术上帮助医生和远程诊断、增强疾病检测能力、提高诊断准确性和优化治疗效果来降低成本 [20]。MIT 院长预计人工智能驱动的自动化将对我们的社会产生重大影响，并考虑到 70% 以上接受调查的美国公民对人工智能可能导致其失业的担忧，他在最近《波士顿环球报》的一篇专栏文章中呼吁采取果断行动，预见并防止不必要的人力流失 [21]。

六、人工智能的基本原则

在讨论了人工智能发展的短暂历史和当前人工智能的商业投资后，现在让我们来研究人工智能的一些操作基础。

（一）人工智能的归纳学习

顾名思义，人工智能应用的一般目的是通过机器实现一定程度的自我学习、自我理解和自我决定。换句话说，预期的结果将是自动化完成任务。原则上，人工智能"学习"的方法就像人类的归纳学习过程：多个个体和特定情况导致概念的泛化。重复的、具体的、个别的、分散的和看似无序的观察／信息收集被输入到我们的大脑，直到我们的大脑对输入数据进行概括，这有助于预测未来类似情况的结果。归纳法的学习能力会因正确的行为而加强，反之亦然。事实上，这种归纳法与我们驯狗的方法是一样的，这被科学地称为"条件反射"。当我们毛茸茸的同伴正确地执行某些任务时，我们会给它们食物或一句赞扬作为鼓励，以强化它们的正确行为，但当它们没有按照要求的方向行事时，它们不正确的行为会因为没有得到食物或一句批评的话而受到劝阻。同样，我们对计算机进行人工智能活动的培训也是以这种方式进行的。当输入没有得到期望的输出时，我们修改算法直到得到期望的输出。当输入产生期望的输出时，我们接受输出并通过提供更多的相似输入来强化算法。一位计算机科学家将这种归纳学习定义为从教师或环境提供的事实中进行的"归纳推理"，并指出归纳学习过程是人工智能"机器学习"的核心[22]。接下来将简要讨论信息获取用于机器学习（machine learning，ML）和深度学习（deep learning，DL）中的归纳学习原理。

（二）人工智能算法

那么什么是算法呢？一些领域专家这样描述算法，"在最基本的层面上，算法只不过是执行某项具体任务的一系列非常精确的指令"[23]。通过设计算法，计算机科学家为机器建立了一系列明确的指令公式，以执行特定的任务。本章仅讨论计算机学习的"监督"算法，这是一个旨在实现既定目标结果的过程。计算机学习的"无监督"算法旨在寻找输出未知的隐藏结构，目前不太可能对医学有实质性的用处，我们不把它们包括在讨论对象中[12]。

（三）机器学习

机器学习是一种常见的人工智能方法，从理论上来说上是基于归纳学习方法的。计算机科学家将大量特定的、独立的数据输入计算机，并通过定义的算法引导计算机获得某些理想的结果。监督机器学习通常有两种主要类型的操作：①分类，其中目标值是离散类；②回归，其目标值是连续值。机器从这些特定的数据中"学习"得出被输入数据的概括。作为这种"学习"过程的结果，"学习"的机器在全新的"未知"数据输入计算机时能够预测结果[17]。在计算机科学语言中，机器学习是人工智能的一个分支，它可以系统的应用已定义的算法来生成数据和信息之间的潜在关系[12]。使用分类作为样本方法，机器学习中有三个主要的处理步骤。

- 描述。
- 评价。
- 优化。

在"描述"这个步骤中，要通过机器学习来"学习"的输入对象（数据或样本）的特征以计算机可以识别的方式来明确规定。此外，还需要选择一种分类器。在"评价"这个步骤中，评估学习经验结果的准确性，并根据需要进行修改。在最后一步"优化"的过程中，机器学习确定哪个分类器是最佳的（最好的）。但机器学习比人类的归纳学习更进一步。编写代码（或元算法）的人类设计师（计算机科学家），使用历史数据（或已建立的数据）来驱动机器学习预测算法（或模型）。

因此，机器学习算法主要由数据驱动。机器学习算法（或模型）的这种数据驱动的、自动化的"自编程"过程可以在决策过程中形成自己的"思维"，尤其是在大型复杂数据集的处理。人类对最终算法设计的参与越少，计算机科学家就越不会从伦理、道德或法律角度认识到机器学习的意外的、负面的决策结果[23]。机器学习在医学上最常见的用途之一是辅助疾病诊断。通过将已明确诊断的特定疾病患者和正常对照的大量个人临床数据输入具有已定义算法的计算机，计算机将从这些输入中"学习"，并能够预测全新"未知"数据输入的诊断结果。

（四）深度学习

深度学习本质上是20世纪80年代衍生的一种特殊类型的机器学习，用于模拟人类神经网络的工作原理。正如该领域的一位专家所说，"人工神经网络是大脑分布式大规模并行计算驱动的系统，使其能够在复杂的控制和识别/分类任务中取得如此成功"[24]。另一位专家这样说，"人工神经网络（artificial neural network，ANN）是受生物学启发的计算机程序，旨在模拟人脑处理信息的方式"[25]。本质上，生物神经网络所能完成的是通过高度互联的神经元（或用人工智能术语称之为节点）的加权指示图（或网格）进行数学上的模拟（或建模）。由于大脑是人类智能的中心指挥，因此完全可以将其神经网络作为人工智能的一个重要方面的框架。深度学习系统通常包含多层人工神经网络。深度学习的神经网络包括输入层、隐藏层或中间层，以及输出层[14-17]。深度学习的"学习"是通过训练集提供的输入－输出样本和基于序列的算法进行的，该算法调整网络加权，使得网络反应与训练集控制的期望反应非常接近[24]。重要的是要认识到，深度学习的网络通过检测数据集的模式和关系来积累"知识"，并从经验中"学习"，而不是从编程中"学习"[25]。神经网络由数百个人工神经元（或节点、过程元素）组成，这些神经元与可调加权（也称为系数）相连。每个神经元有加权输入、传递功能和一个输出。在训练（或学习）过程中，来自训练集的数据到达这些神经元并进行加权，这些加权的总和成为神经元的激活信号并传递出一个输出信号。通过调整单元间连接和加权来优化输出（预测）的精度，直到预测误差最小化。一旦网络经过培训（或学习）和测试，当被给予全新的输入时，将能够准确预测输出结果[25]。图 1-1 展示了神经网络的简化图。一篇学术论文简洁地描述了深度学习的功能。

深度学习允许由多个处理层组成的计算模型学习具有多层次抽象概念的数据。这些方法极大地提高了语音识别、视觉目标识别、目标检测、药物发现和基因组学等许多其他领域的现有技术水平。深度学习通过使用反向传播算法来发现大型数据集的复杂结构，以指示机器应如何更改其内部参数，这些参数用于从前一层的表述来计算每一层的表述。深度回状网络在处理图像、视频、语音和音频方面取得了突破性进展，而深度递归网络则在文本和语音等顺序数据方面大放异彩[16]。

（五）卷积神经网络

卷积神经网络（convolutional neural network，CNN）处理以多个阵列形式出现的数据，其中包括一维信号和序列、2D 图像或音频频谱图，

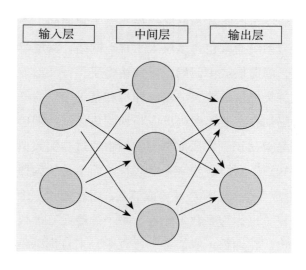

◀ 图 1-1　神经网络的简化图包含输入层、中间层和输出层。数据流的方向是同一个方向，从输入到输出

以及 3D 视频或体积图像。对于数据输入，如彩色图像，通常采用多个阵列的形式，CNN 通常是首选[16]，我们将在第 2 章和第 3 章中详细介绍。当彩色图像是诊断应用的目标时，CNN 是首选的人工智能方法。

（六）循环 / 递归神经网络

对于涉及按顺序输入的计算任务来说，如语言和语音，循环 / 递归神经网络（recurrent neural network，RNN）通常是首选。循环 / 递归神经网络以顺序方式处理输入，一次处理一个元素。由于采用了先进的体系结构，循环 / 递归神经网络在预测文本中的下一个字符或序列中的下一个单词方面评价很好[16]。

七、人工智能在医学中的常见应用

一位该领域的专家准确指出，人工智能如今提供的系统并不是一个通用的配方，而是一个管理很多工具的车间，这些工具可用于不同任务。这些工具中的大多数都是开发良好的，可以在成品软件库中挑选，通常具有方便的用户界面。人工智能开发人员或知识工程师可以选择正确的工具，并在各种情况下合理使用[5]。

医学中常用的人工智能应用有机器学习和深度学习（神经网络）。尽管担心这样会失去人类的控制，一些医生还是希望人工智能的应用能够减少现在需要耗费大量人力的单调工作，帮助人类回归医学。目前许多人工智能应用于医学或可能应用于医学，通常包括基于影像的医学诊断（或模式识别），放射学、病理学、眼科学和皮肤病学等医学专业将受益于此类人工智能应用。而内科等不基于此种模式的医学领域，在执行可由机器有效处理的任务时，将能够利用人工智能来减少人类工作量，如病历输入、文献搜索、自动化输出诊断建议、实验室化验建议、药物相互作用警告、药物错误预防和抗生素应用[26]。此外，人工智能可以提供个性化的医疗方法，协助公共卫生运营，并提高医疗系统的传送效率[27-29]，如基于模拟的手术和医学培训的医学教育可以从人工智能的应用中受益[30]。一位医学教育家设想了人工智能将如何以这种方式应用于医学。

我对未来感到兴奋，对利用大数据的能力感到兴奋。人工智能和深度学习凭借其在海量数据集中的巨大挖掘能力和不断学习的能力，将为诊断和预测带来惊人的精确度。这并不是说人工智能将取代人类，而是说这些技术将提供一个建议，一个可能比以往任何时候都更准确的建议，但需要有见地的、关心的、细心的医生或医疗团队来为坐在他们面前的患者量身定制建议[31]。

人工智能在皮肤科学中的应用将在以下两章中进行描述。

八、算法伦理学

虽然人工智能是一种人造的计算过程，但它可以转移到我们预期用途之外的领域，因此会产生意想不到的结果。学术性的计算机科学家面临两大挑战即公平问题和隐私问题[23]。在医学范畴内，这两个问题都至关重要。由于人工智能应用的算法可能会引入公平偏差和错误偏差导致破坏隐私，因此算法设计相关的伦理和潜在的补救措施值得我们讨论。

（一）公平性考虑

考虑到人工智能算法的数据收集和分析操作简单，这种看似公平的竞争环境不太可能产生不公平的结果。然而，许多控制良好的在线实验明确地说明，网络信息服务中存在政治、种族、金融和性别偏见，如 Facebook 和 Google 等主要服务器[23, 32-35]。

（二）隐私性考虑

随着大数据带来的巨大好处，人工智能可以收集和分析大数据，使我们作为患者受益，同时也成为过程中的数据。因此，我们的私人和医疗健康信息容易意外泄露。事实上有许多记录在案的隐私泄露案例，其导致一些特定人员的敏感信息曝光，其中包括他们的财务数据、网络搜索习惯和健康记录[24, 32, 36]。该领域的专家提出一个非常恰当的例子，虽然邮政编码、性别和出生日期等三重数据不能单独显示一个人的身份，但结合起来可以用来识别此人。麻省理工学院的一名学生通过这种泄露隐私的方法，能够找到关于马萨诸塞州州长的信息。而正是这个人向他的公民承诺，他们无法通过这些三重数据来识别一个人的信息[23]。

（三）伦理学的算法设计

既然了解并识别出这些潜在的算法错误行为，那么需要采取补救措施。一些讨论的重点是，如果负面的长期后果超过了对社会的好处，那么在某些领域将取消人工智能的参与。希望人工智能算法中的大多数问题都是可以解决的。欧盟委员会人工智能高级专家组最近的一份报告指出了构建可信人工智能应用程序的以下三个顺序框架步骤[37]。

- 制订伦理原则，其中包括尊重人的自主性、预防伤害、公平性和可解释性。
- 制订要求以获取与人类机构和监督、技术稳健性和安全、隐私和数据治理、透明度、多样性/非歧视性/公平性、社会性和环境福祉、问责制相关的伦理视角。
- 实施针对特定应用的可信评估。

在传统意义上，补救措施应当来自法律当局、监管机构或消费者团体。然而，该领域的专家已经意识到这些修复方法的不足，现在转而提倡一种新的方法，使用伦理学算法来对付此类违规行为。因此，出现了一种新兴的"社会意识算法"设计的科学方法。这种卓越的伦理学算法设计的目的是更好地保护人类免受拙劣设计的算法导致的意外后果，同时鼓励技术的有益进步。具有讽刺意味的是，那些将算法不当行为问题带入社会的此领域专家现在提议由他们自己来解决这个问题。尽管如此，创建算法的计算机科学家可能最了解纠正措施所必需的技术细节、缺点和限制，并且从内部纠正错误，这可能比外部力量介入更有效。即使可以利用伦理学算法，如果搜索引擎为了其引擎的精确性而选择不采用这些伦理学模型，监管机构也可能需要参与。正如我们将在接下来的讨论中看到的那样，开发伦理学算法可能会付出比较大的代价。

如上所述，算法设计在消除隐私泄露和使公平性最大化方面所面临的最大挑战之一，是如何在精确性需求与公平性、隐私性需求之间找到适当的平衡。由于机器学习的关键目标是追求预测准确性的最大化，这一目标可能与引入公平和隐私的新目标相冲突。我们面临的困难主要为是否可以接受一种更公平和保护隐私的机器学习算法，以换取较慢的搜索结果（如 Google.com）、不太准确的推荐（如 Amazon.com）或效率较低的交通导航（如 Waze.com）。令人鼓舞的是，准确性和良好行为之间的权衡是可以确定的，在这些领域的专家建议让所有利益相关者参与进来，并且一方面考虑这些价值的准确性，另一方面考虑在算法设计上对公平性/隐私的可变尺度，以实现这两组值之间的最佳权衡[23]。

九、人工智能在医学中的其他意外结果

除了隐私性和公平性这两个关键问题外，人工智能在医学中的应用还可能导致其他一些相关问题，这些问题可能是意料之外的后果（包括正面的和负面的）[6, 38, 39]。

- 降低医生的技能：过度依赖人工智能引导的自动化输出结果可能会降低医生长期以来沉淀的临床判断和决定的能力。当人工智能机器发生故障时，可能会导致不利的后果。

- 提供断章取义的信息：以牺牲上下文为代价，仅关注文本（或数据）可能会给医生带来误导性信息。
- 忽略医学固有的不确定性：机器学习会有强加理想数据准确性和完整性的趋势，而没有考虑医学固有的不确定性，因此低估了观察者的可变性，从而对机器学习的性能和医学用途产生负面影响。
- 改变医生构成：人工智能推动的医疗实践革命可能推动某些专业的医生（如放射科和病理科）被"新一代"的数据科学所取代，而聪明的专家将有拥抱和利用人工智能的潜力。
- 在以患者为中心的关系型医疗模式中，影响了同理心、同情心和信任的基本价值观：人工智能提高医疗效率和准确性的能力可能会让医生有更多的时间，以更大的同理心、同情心和信任来提供医疗服务。

十、结论

本章在概述部分描述了人工智能的概念，后续两章将涉及人工智能在皮肤影像和组织病理学中的应用。"人工智能"一词被清晰定义，随后描述了人工智能的历史、商业投资，以及关于医学中两种常用人工智能方法原理的详细和非技术性讨论：机器学习和深度学习（神经网络）。总结本章，我们讨论了人工智能在医学应用的伦理学思考和潜在的意外后果。

参考文献

[1] [MERRIAM–WEBSTER]. Definition of intelligence. Merriam–Webster Dictionary. 2020a. [www.merriam–webster. com/dictionary/intelligence] Accessed May 11, 2020.

[2] [CAMBRIDGE]. Intelligence. Cambridge Dictionary. 2020a. [https://dictionary. cambridge.org/us/dictionary/English/intelligence] Accessed May 11, 2020.

[3] [CAMBRIDGE]. Intelligence. Cambridge Dictionary. 2020b. [https://dictionary.cambridge.org/us/dictionary/English/artificial] Accessed May 11, 2020.

[4] [MERRIAM–WEBSTER]. Definition of intelligence. Merriam–Webster Dictionary. 2020b. [www.merriam–webster. com/dictionary/artificial] Accessed May 11, 2020.

[5] Ertel W. *Introduction to Artificial Intelligence*. 2nd Ed. Springer, Cham, Switzerland, 2017.

[6] Kerasidou A. Artificial intelligence and the ongoing need for empathy, compassion and trust in healthcare. *Bull World Health Organ* 2020; 98(4): 245–250. Doi: 10.2471/BLT.19.237198.

[7] Wilson HJ and Daugherty PR. Collaborative intelligence: Humans and AI are joining forces. *Harvard Business Review* 2018; July–August.

[8] [COMPUTER HISTORY MUSEUM]. The 1956 Dartmouth workshop and its immediate consequences: The origins of artificial intelligence. Computer History Museum. [www.computerhistory.org/events/1956–dartmouth– workshop– its–immediate/] Accessed May 14, 2020.

[9] McCarthy J, Abrahams PW, Edwards DJ, et al. *LISP 1.5 program manual*. MIT Press, Cambridge, MA, 1962.

[10] Knight W. *What Marvin Minsky Still Means for AI*. MIT Technology Review, Cambridge, MA, January 26, 2016.

[11] Samuel AL. Some studies in machine learning using the game of checkers. *IBM J Res Develop* 1959; 3(3): 210–229. Doi: 10.1147/rd.33.0210.

[12] Award M and Khanna R. *Efficient Learning Machines*. Apress (Open Access), Berkeley, CA, 2015.

[13] Myers A. Stanford's John McCarthy, seminal figure of artificial intelligence, dies at 84. *Stanford News*. October 25, 2011. [https://news.stanford.edu/news/2011/October/john–mccarthy– obit– 102511. html] Accessed May 15, 2020.

[14] Haykin S. *Neural Networks*. Prentice Hall, Upper Saddle River, NJ, 1994.

[15] Yao X. Evolving artificial neural networks. *Proc IEEE* 1999; 87: 1423–1447.

[16] LeCun Y, Bengio Y, and Hinton G. Deep learning. *Nature* 2015; 521: 436–444.

[17] Bera K, Schalper KA, Rimm DL, et al. Artificial intelligence in digital pathology—new tools for diagnosis and precision oncology. *Nat Rev Clin Oncol* 2019; 16(11): 703–715. Doi: 10.1038/s41571–019– 0252– y.

[18] [MIT NEWS] IBM and MIT to pursue joint research in artificial intelligence, establish new MIT–IBM Watson AI Lab. September 7, 2017. [news.mit.edu/2017/

ibm–mit– joint– research– watson– artificial– intelligence– lab– 0907] Accessed June 2, 2020.

[19] Dizikes P. Institute launches the MIT intelligence quest: New institute–wide initiative will advance human and machine intelligence research. *MIT News*. February 1, 2018. [news.mit.edu/mit–launches– intelligence– quest– 0201] Accessed June 2, 2020.

[20] Amoroso A. In focus: How AI is reshaping the future—and our investments. September 26, 2019. J.P. Morgan Private Bank. [privatebank.jpmorgan.com] Accessed June 17, 2020.

[21] Reif LR. Transformative automation is coming. The impact is up to us. *Boston Globe*. November 10, 2017. [www.bostonglobe.com/opinion/2017/11/10/ transformative–automation– coming– the– impact/ az0qppTvsUu5VUKJyQvoSN/ story.html] Accessed July 5, 2020.

[22] Michalski RS. A theory and methodology of inductive learning. *Artificial Intelligence* 1983; 20: 111–118.

[23] Kearns M and Roth A. *The Ethical Algorithm: The Science of Socially Aware Algorithm Design*. Oxford University Press, Oxford, 2020.

[24] Fine TL. Book review: Fundamentals of artificial neural networks—M.H. Hassoun (Cambridge, MA: MIT Press, 1995). *IEEE. Transactions on Information Theory* 1996; 42(4): 1322–1324.

[25] Agatonovic–Kustrin S and Beresford R. Basic concepts of artificial neural network (ANN) modeling and its application in pharmaceutical research. *Biomedical Analysis* 2000; 22(5): 717–727.

[26] Trafton A. Artificial intelligence yields new antibiotics: A deep–learning model identifies a powerful new drug that can kill many species of antibiotic–resistant bacteria. *MIT News* 2020; February 20.

[27] Benke K and Benke G. Artificial intelligence and big data in public health. *Int J Environ Res Public Health* 2018; 15(12): 2796. Doi: 10.3390/ijerph15122796.

[28] Hueso M, Vellido A, Montero N, et al. Artificial intelligence for the artificial kidney: Pointers to the future of a personalized hemodialysis therapy. *Kidney Dis (Basel)* 2018; 4(1): 1–9. Doi: 10.1159/0000486394.

[29] Panch T, Szolovits P, and Atun R. Artificial intelligence, machine learning and health systems. *J Glob Health* 2018; 8(2): 020303. Doi: 10.7189/jogh.08.020303.

[30] Mirchi N, Bissonnette V, Yilmaz R, et al. The virtual operative assistant: An

explainable artificial intelligence tool for simulation–based training in surgery and medicine. *PLoS One* 2020; 15(2): e0229596. Doi: 10.1371/journal.pone. 0229596.

[31] Topol E. *Deep Medicine: How Artificial Intelligence Can Make Healthcare Human Again*. Basic Books, New York, 2019.

[32] Pasquale F. *The Black Box Society: The Secret Algorithms That Control Money and Information*. Harvard University Press, Cambridge, MA, 2015.

[33] O'Neil C. *Weapons of Math Destruction: How Big Data Increases Inequality and Threatens Democracy*. Broadway Books, New York, 2017.

[34] Snow J. Bias already exists in search engine results, and it's only going to get worse. *MIT Tech Review*. February 26, 2018.

[35] Noble S. *Algorithms of Oppression: How Search Engines Reinforce Racism*. 1st Ed. New York University Press, New York, 2018.

[36] Zuboff S. *The Age of Surveillance Capitalism: The Fight for a Human Future at the New Frontier of Power*. PublicAffairs, New York, 2020.

[37] Baroe K, Miyata–Sturm A, and Handen E. How to achieve trustworthy artificial intelligence for health. *Bull World Health Organ* 2020; 98(4): 257–262. Doi: 10.2471/BLT.19.237289.

[38] Cabitza F, Rasoini R, and Gensini GF. Unintended consequences of machine learning in medicine. *JAMA* 2017; 318: 517–518.

[39] Chan S and Siegel EL. Will machine learning end the viability of radiology as a thriving medical specialty? *Br J Radiol* 2019; 92(1094): 20180416. Doi: 10.11259/bjr.20180416.

第2章 人工智能在皮肤影像中的应用

Artificial Intelligence in Cutaneous Imaging

Lawrence S. Chan 著

刘孟国 译 吴文育 校

一、概述

本章讨论利用人工智能辅助皮肤影像的主题。与大多数医学专业不同，影像学本质上是皮肤科专业的"心脏和灵魂"。可以说，所见即所得。我们的专业非常重视皮肤科查体，从专业培训开始就将其作为一个关键的诊断要素。当我在密歇根大学医学中心担任皮肤科住院医师时，第1年住院医师被指派检查患者，要求写下皮肤科查体结果，然后将这些观察结果提交给老师，每周临床大查房讨论诊断，这是典型的临床教学环节[1]。在大查房期间禁止与患者交谈。由于对视诊的高度重视，受过训练的住院医师通常会具备一种敏锐的观察技能，这种观察技能将持续于他们的皮肤科执业生涯中。我们学到的一些技能包括皮损的形状、结构、颜色、大小、表面变化和部位，对我们日常诊治皮肤病患者尤为重要，因为它们帮助我们缩小了诊断范围。在完成住院医师培训后，我们参加了由美国皮肤病学会管理的专业认证资格考试。考试再次通过基于皮损图像的问题来测试我们的视诊技能，皮损图像占考试内容的近50%。对于一名毕业的皮肤科住院医师来说，除了皮肤病学常识和皮肤病组织病理学合格外，还要保证皮肤病学图像视诊合格，并获得学会认证。事实上，图像对皮肤科专业至关重要。

二、需求分析

在说明了视诊在皮肤科专业中的重要性之后，我们现在转向是否有必要使用人工智能来帮助我们对皮肤病进行视觉诊断的问题。正如计算机科学家 Elaine Rich 所说，"人工智能是研究如何让计算机辅助做一些目前可以让人们做得更好的事情"[2]；这正是我们将重点关注的。因此，本章不是要求人工智能帮助我们完成我们皮肤医生无法完成的事情，而是通过人工智能提高我们的诊断水平。在这种情况下，它对于提高皮肤病诊断准确性和改善医疗服务提供了可能。

人工智能辅助皮肤成像的一个明显优势是能够进行远程医疗执业。美国农村地区的皮肤科服务资源稀缺。据统计，在 2018 年发表的一项研究中，只有 10% 的皮肤科医生在美国农村执业[3]。皮肤科医生的执业地分布趋势也不容乐观。2018 年发表的一篇论文显示，从 1995 年（每 10 万人中有 3.02 人）到 2013 年（每 10 万人中有 3.65 人），全国皮肤科医生密度增加了 21%。这似乎是个好消息，但并没有改善美国农村地区获得皮肤科诊治的机会。虽然城市地区的皮肤科医生密度（每 10 万人）从 3.47 人大幅增加到 4.11 人，但农村地区的增加幅度最小，从 0.065 人增加到 0.085 人。因此，在此期间，城市和农村地区的皮肤科医生密度差距实际上从 3.41 人（每 10 万人）增加到 4.03 人（每 10 万人），这表明皮肤科医生越来越倾向于将他们的执业地定位于城市社区而非农村地区[4]。因此，这种对农村和城市皮肤病患者诊断的差距，随着时间的推移实际上正在加剧。将人工智能辅助诊断方法应用于数字皮肤图像，可以在农村地区拍摄并转发给遥远的疾病检测中心，这可能有助于缩小这一城乡服务差距。在这方面，人工智能辅助的皮肤癌筛查可能是一个很好的分类工具，可以帮助筛选出良性病变，从而更有效地管理恶性病变。这样，美国农村地区获得皮肤病诊疗的机会将得到改善[5]。

人工智能辅助皮肤成像的另一个可能优势是其改善皮肤癌诊断能

力。最近的一篇论文报道，AI 方法可以达到与全科医师和美国皮肤科认证皮肤科医生[6]相同的诊断准确性。如果说经过全面培训的获得学会认证的皮肤科医生已经达到其诊断能力的峰值，而同时我们认为，AI 辅助方法通过更大的数据库和适当的算法调整进行培训，可能会变得更好，并随着时间的推移变得更加精确，那么人工智能辅助方法有可能在皮肤癌诊断上做得更好、更准确，甚至更有效。

所有皮肤癌中致死性最高的是黑色素瘤。然而，如果在疾病早期进行诊断和治疗，则很容易治愈。根据 2014 年发表的一篇论文，黑色素瘤的发病率在全球范围内持续上升，这一趋势带来了巨大的医疗和社会经济问题[7]。事实上，黑色素瘤发病率增长的速度比其他任何类型的皮肤癌都要快，并且它占皮肤癌相关死亡人数的大部分[8, 9]。在许多西方国家，黑色素瘤的平均寿命风险已达到 2%[10]。当黑色素瘤被早期发现时，如在 1 期，患者的 5 年生存率为 95%，如果癌症达到更严重的疾病阶段，5 年生存率会迅速下降到 8%～20%[9]。由于延迟诊断和延误及时治疗可能会导致转移、并发症和高死亡率，因此黑色素瘤治疗的关键是早期发现并进行相应的手术治疗。目前，内科医生对黑色素瘤的临床诊断主要基于对黑色素瘤中存在的异常色素沉着模式的视觉识别，从而将其与良性黑色素细胞痣区分开来。然而，通过视诊区分黑色素瘤和痣的清晰黑白特征并不总是存在，因为临床病变表现出各种各样的“灰色”特征，在良性病变和癌性病变中均可以观察到。在组织病理学水平上，临床疑似黑色素瘤的确诊率低得惊人（3%～25%，平均 10%），这显示了医生在临床遇到的诊断困难。在皮肤镜（手持式显微镜）的帮助下，训练有素的医生可以借助该设备检测出黑色素瘤，其灵敏度高达 98%，但在一些研究中，其特异性较低，为 68%[11]。因此，目前的诊断方法不是高度敏感和特异的，仍然不是检测早期黑色素瘤的最佳方法。现有的人工智能辅助诊断方法促使我们检查这些新方法是否能提高医生在良性病变中发现早期黑色素瘤病变的能力。我们将概览近期发表的有关人工智能辅助皮肤癌诊断的研究，特别是黑色素瘤，并且将重点介绍两种常用人工智能算法的应用，即机器学习和深度学习。

三、技术：AI 在皮肤影像中的应用

（一）ML 用于黑色素瘤筛查

2016 年，一组研究人员发表了一份关于使用 ML 生成定量图像分析的有效性检查报告[11]。他们提出了以下问题。

- 自动图像分析的敏感性和特异性是什么？
- 通过色素性病变的自动成像分析产生的黑色素瘤成像生物标志物（melanoma imaging biomarker，MIB）能表现出光谱依赖性以改善诊断吗？

因此，他们设计了以下实验。

- 本研究使用了 120 张皮肤镜检查图像，其中包括 60 张黑色素瘤和 60 张非典型痣。
- 通过一系列计算机程序对这些图像进行分析，测量病变的边界、中心和中心 360° 扫描。通过绘制图像亮度与 45° 扫描的对比图，并使用蓝色通道颜色信息，生成供 MIB 使用的图形数据。
- 其他计算机程序确定病变对称性、色素模式组织、网络和跨越三色通道的子结构：红色、绿色和蓝色。
- 其他程序测量存在的不同颜色的数量和色素网络的模式。
- 在每张图像上运行的这些计算机化程序一起生成 50 个量化指标。在这 50 个指标中，有 33 个被发现在黑色素瘤和痣之间有统计学上的显著差异，被选为 MIB 集。
- 通过特定颜色通道进行分析，然后 MIB 成为一组 13ML 分类算法分析的基本数据，以构建总体定量分数（Q 分数），范围从 0（最不可能是黑色素瘤）到 1（最可能是黑色素瘤）。

他们的研究结果如下所述。

- 大多数 Q 分数高的皮肤病变被确诊为黑色素瘤，而大多数 Q 分数低的病变被准确地诊断为良性痣。

- 该分类方法在正确诊断黑色素瘤方面具有 98% 的敏感性和 36% 的特异性。

因此，他们得出结论，这种人工智能驱动的方法有可能提高我们的黑色素瘤诊断能力，需要对人工智能应用进行更多调整。

（二）皮肤癌分类的深层神经网络

另一组研究人员使用深度卷积神经网络类型的人工智能（深度学习人工智能），证明人工智能可以达到皮肤癌分类委员会认证皮肤科医生的能力水平[6]。研究方法如下所述。

- 这些研究人员利用单个 CNN，通过端到端的方法直接使用图像（临床和皮肤镜）对计算机进行培训。

- 使用 CNN 类型人工智能的基本原理是，CNN 有可能区分许多细粒度对象类别中的病变，当使用自动化对具有大量细粒度可变性的皮肤病变进行分类时，这是一项艰巨的任务。

- 图像收集自斯坦福大学医学中心的 18 个不同的开放存取物理学家管理的在线存储库和临床数据。该数据集包含 757 种疾病类别中 2032 种不同的医生标记疾病。

- 整个数据集分为两个子集：127 463 张临床图像用于培训和验证，1942 张临床图像（活检标记）用于测试。该数据集还包括 3374 张皮肤镜图像。

- AI 的输入是原始像素和疾病标签。

- 在对 AI CNN 进行培训后，研究人员随后测试了 CNN 的能力，并与 21 名委员会认证皮肤科医生进行了对比，测试了两个二元和关键使用案例的经活检证实的临床图像：一个是针对脂溢性角化病的角质形成细胞源性癌病例，另一个是针对黑色素细胞痣的恶性黑色素瘤病例。此外，该试验还用于皮肤镜图像上黑色素瘤的分类。他们的研究结果如下所述。

- 总的来说，CNN 的表现与 21 名皮肤科医生在三项关键诊断任务上的表现相当或超过后者：在临床图像上区分角质形成细胞癌和良性角化病，在临床图像上区分黑色素瘤和良性痣，并通过皮肤镜图像确定黑色素瘤和良性痣。

因此，这项研究清楚地说明了人工智能在辅助皮肤癌诊断方面的巨大潜力。

（三）人机之间的又一场"诊断比拼"

这项研究将 AI（一种 DL 类型的卷积神经网络）与 58 名皮肤科医生进行了一项黑色素瘤诊断挑战[5, 12]。研究方法如下所述。

- 生成了 300 张皮肤镜图像的测试集。
- 该组包括身体所有部位的原位和侵袭性黑色素瘤，占该组的 20%。
- 其余（80%）成分包含不同身体部位的各种类型的良性痣。根据随访监测，约 75% 的成分被判定为良性，但组织学检查未记录。
- CNN 的培训样本与用于验证的样本分离。
- 由 2 位专家从 300 个图像集中选择 100 个图像进行测试。
- 国际皮肤镜学会邀请了 172 名皮肤科医生参加，58 名受邀者提交了答案。
- 对于 I 级评估，参与者仅获得 100 张皮肤镜图像，并被要求提供黑色素瘤或痣的诊断。
- 对于 I 级评估后 4 周进行的 II 级评估，向参与者提供相同的 100 张皮肤镜图像，以及相同和额外临床信息的特写图像。
- 进行统计分析，以测量受试者操作特征（receiver operating characteristic, ROC）曲线下面积（area under the curve, AUC），以及敏感性和特异性，还计算了统计显著性。

具体研究结果如下所述。

- CNN 获得的 ROC AUC 为 0.86，高于皮肤科医生获得的平均 ROC AUC（0.79，$P<0.01$）。

- 在敏感性水平为 86.6% 时，CNN 比皮肤科医生在 I 级评估中获得更高的特异性（82.5% vs. 71.3%，$P<0.01$）。

- 在敏感性水平为 88.9% 时，CNN 在 II 级评估中的特异性同样高于皮肤科医生（82.5% vs. 75.7%，$P<0.01$）。

因此，这项研究得出结论，在皮肤镜图像上诊断黑色素瘤方面，CNN 比大多数皮肤科医生表现得更好。CNN 在统计学意义上做到了这一点。

（四）更多研究证明 CNN 优于皮肤科医生

2019 年发表的一篇论文显示，DL 型人工智能 CNN 在黑色素瘤诊断方面优于 112 名皮肤科医生[13]。为了反映现实生活中遇到患者时考虑多重诊断的临床经验，本研究采用了以下方法。

- 最初收集了 11 444 张皮肤镜图像，包括由不同类型患者群体（包括良性和恶性）的不同摄像系统拍摄的主要色素性皮肤病变，并用于准备训练集。对重复图像进行筛选，并从图像集中移除。经活检证实的图像数量为 6390 张。该 AI 培训集包括五种疾病：①黑色素细胞痣；②黑色素瘤；③基底细胞癌；④良性角化病（脂溢性角化病、日光性雀斑样痣、苔藓样角化病）；⑤鳞状细胞病变（光化性角化病、鲍恩病、鳞状细胞癌）。最终的 12 336 张图像训练集包括 4219 张、3521 张、910 张、3101 张和 585 张分别属于上述指定类别①、②、③、④和⑤的疾病图像。

- 一组 300 张经组织学证实的皮肤镜图像用于测试 CNN 与来自 13 所不同德国大学医院的 112 名皮肤科医生（平均 4 年皮肤科执业经验）的表现。这组病例包含 300 例（包括前面提到的 5 种疾病，每种疾病 60 例）。每幅图像都由至少 14 名，最多 30 名皮肤科医生评估。

- 主要终点是确定良性痣和黑色素瘤之间的正确诊断，次要终点是前面提到的 5 个诊断类别之一的正确分类。

这项研究的结果具体如下。

- 对于主要终点结果：皮肤科医生的总体敏感性为 74.4%（95%CI 67.0%～81.8%），特异性为 59.8%（95%CI 49.8%～69.8%）。在 74.4% 的敏感性水平下，CNN 优于皮肤科医生，特异性为 91.3%（95%CI 85.5%～97.1%）。配对卡方检验（McNemar's test）证实具有统计学意义（$P<0.001$）。

- 对于次要终点数据：皮肤科医生获得的总体敏感性为 56.5%（95%CI 42.8%～70.2%），特异性为 89.2%（95%CI 85.0%～93.3%）。在 56.5% 的相同敏感性水平下，CNN 的特异性为 98.8%，同样优于皮肤科医生。除基底细胞癌诊断外（表现相当），其余类别配对卡方检验（$P<0.001$），差异均具有统计学意义。

因此，更多的研究表明，人工智能有可能帮助皮肤科医生在遇到多种皮肤疾病时，对色素性和非色素性皮肤病变做出具有临床意义的判断。

（五）更多用于皮肤镜图像识别黑色素瘤的神经网络尚未完成

在 2020 年发表的一项研究中，研究人员验证了名为 DERM［用于识别黑色素瘤的深层集成（deep ensemble for recognition of melanoma），一种 DL 类型的 AI］的 AI 神经网络在人类色素病变图集中甄别黑色素瘤的能力[9]。他们的目的是评估人工智能从皮肤镜图像中识别黑色素瘤的准确性，并通过 Meta 分析比较医生的表现与人工智能的表现。他们的研究方法如下所述。

- DERM 是专门为识别与黑色素瘤相关的色素特征而创建和开发的。

- DERM 的深度学习方法直接从原始数据中"学习"，而不是使用预定的特征。

- 排除包含偏倚的图像数据集和确定为相同或接近相同的图像。最终纳入 7120 张经病理证实的金标准黑色素瘤（24%）和良性色素病变（76%）的皮肤镜图像，用于训练和测试 AI 系统。

- 使用"10 倍交叉验证"方法针对数据集对 DERM 算法进行培训和验证，确保每个图像使用一次，并且同一图像不同时用于培训和测试。

- 交叉验证通过将数据集划分为几个"折叠"来进行，每个折叠用于测试算法。然后对从每个折叠处收集的结果进行平均。

- AI DERM 程序生成的数值响应分数范围为 0～1（0 表示黑色素瘤的置信度接近 0%，1 表示黑色素瘤的置信度接近 100%）。采用非参数接收器操作特征曲线下面积，以组织病理学为金标准，测试整体准确性。

- 与在同一数据集中将人工智能方法与小规模的医师群体进行比较的其他研究不同，本研究进行了 Meta 分析，以比较 DERM 与皮肤科医生和普通医生在使用或不使用手持式皮肤镜的情况下的诊断准确性。

他们的研究结果如下所述。

- AI DERM 计划的最大 AUC 为 0.93（95%CI 0.922～0.928），具有 85% 的敏感性和 85% 的特异性。为了避免在进行非常重要的黑色素瘤检测时出现假阴性，AI DERM 可以达到 95% 的敏感性，而特异性降低到 64%，或者达到 99% 的敏感性，而特异性降低到 47%。

- 在皮肤镜检查的帮助下，DERM 程序的性能几乎与人类专家（皮肤科医生）的性能相同（最大 AUC 为 0.91，敏感性 85%，特异性 85%），并且略好于没有使用皮肤镜进行检查的专家的性能（最大 AUC 为 0.90，敏感性 79%，特异性 86%）。正如预期的那样，专家的表现要优于非专家。

与《自然》（Nature）[6] 中报道的结果一样，本研究证实 AI（特别是深度学习型）可以达到与皮肤科医师同等的高性能。

四、待解决的问题

要使人工智能辅助方法成为可行的常规黑色素瘤诊断技术，社会需要解决几个重要问题：患者对该方法的信任、医疗法律问题和适当的医疗保险覆盖。

（一）患者的信任

不管人工智能辅助的方法在未来会有多好，但如果没有患者的信任，它就不能被接受为一种可行的临床工具。相反，患者的信任取决于可靠的临床数据支持。这些支持性的临床数据还将增加医生的信心，医生将在他们诊疗的患者和 AI 应用之间的对接中发挥作用。

（二）医疗法律问题

其次，使用人工智能辅助方法的医疗法律问题也需要解决[14, 15]。尽管可能性不大，但是在使用人工智能方法时，一旦出现诊断错误，医生、计算机制造商或人工智能程序员中的哪一方将承担最终责任是一个问题。在人工智能方法成为皮肤癌诊断的"主流"之前，这个问题需要得到解决。这对于黑色素瘤尤其重要，因为黑色素瘤的误诊可能导致高死亡率。

（三）健康保险范围

除了解决信任和法律问题外，医生还需要保险公司为这种人工智能辅助方法提供适当的医疗保险。应用人工智能辅助方法可能会增加一些费用，但保险公司会为新技术补偿医生的额外费用吗？

五、结论

通过分析为数不多的关于人工智能在临床皮肤病学中应用的已发

表文章，我们可以对人工智能在这方面的医学能力进行初步评估。到目前为止，DL 型人工智能应用程序（如 CNN）似乎比 ML 型人工智能更好地完成这项任务。然而，这些研究大多基于皮肤镜拍摄的图像，而不是通过简单的摄影拍摄的临床图像。尽管皮肤镜图像提供了一定程度的标准化，但获取此类图像增加了另一层复杂性。这些研究结果迄今提供的证据表明，AI 可以在皮肤恶性肿瘤的诊断上与皮肤科医生保持一致，甚至优于皮肤科医生。当我们预期 AI 在临床皮肤病诊断中会有进一步改进时，我们还需要考虑患者信任、医疗法律问题和保险覆盖等其他相关问题，然后人工智能辅助方法才可以成为"医疗服务标准"（图 2-1）。

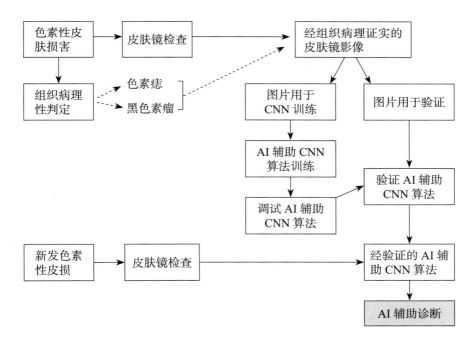

▲ 图 2-1　潜在人工智能辅助黑色素瘤诊断方法的流程

AI. 人工智能；CNN. 卷积神经网络

参考文献

[1] [DIDACTICS]. Didactics. Residency program. Dermatology. Michigan Medicine. [https://medicine.umich.edu/dept/dermatology/education/residency-program/didactics] Accessed May 17, 2020.

[2] Rich E. *Artificial Intelligence*. McGraw-Hill, New York, 1983.

[3] Vaidya T, Zubritsky L, Alikhan A, and Housholder A. Socioeconomic and geographic barriers to dermatology care in urban and rural US populations. *J Am Acad Dermatol* 2018; 78(2): 406–408. Doi: 10.1016/j.jaad.2017.07.050.

[4] Feng H, Berk-Krauss J, Feng PW, and Stein JA. Comparison of dermatologist density between urban and rural counties in the United States. *JAMA Dermatol* 2018; 154(11): 1265–1271. Doi: 10.1001/jamadermatol.2018.3022.

[5] Mar VJ and Soyer HP. Artificial intelligence for melanoma diagnosis: How can we deliver on the promise? *Ann Oncol* 2018; 29(8): 1625–1628. Doi: 10.1093/ annonc/mdy193.

[6] Esteva A, Kuprel B, Novoa RA, Ko J, Swetter SM, Blau HM, and Thrun S. Dermatologist-level classification of skin cancer with deep neural networks. *Nature* 2017; 542(7639): 115–118. Doi: 10.1038/nature21056.

[7] Rastrelli M, Tropea S, Rossi CR, and Alaibac M. Melanoma: Epidemiology, risk factors, pathogenesis and classification. *In Vivo* 2014; 28(6): 1005–1011.

[8] Marsden JR, Newton-Bishop JA, Burrows L, et al. Revised UK guidelines for the management of cutaneous melanoma. *Br J Dermatol* 2010; 163(2): 238–256.

[9] Phillips M, Greenhalgh J, Marsden H, et al. Detection of malignant melanoma using artificial intelligence: An observational study of diagnostic accuracy. *Dermatol Pract Concept* 2020; 10(1): e2020011. Doi: 10.5826/dpc.1001a11.

[10] Meyle KD and Guldberg P. Genetic risk factors for melanoma. *Hum Genet* 2009;4. 499–510.

[11] Gareau DS, da Rosa JC, Yagerman S, et al. Digital imaging biomarkers feed machine learning for melanoma screening. *Exp Dermatol* 2016; 26(7). https:// doi.org/10.1111/exd.13250.

[12] Haenssle HA, Fink C, Schneiderbauer R, et al. Man against machine: Diagnostic performance of a deep learning convolutional neural network for dermoscopic melanoma recognition in comparison to 58 dermatologists. *Ann Oncol* 2018; 29(8): 1836–1842.

[13] Maron RC, Weichenthal M, Utikal JS, et al. Systematic outperformance of 112.

dermatologists in multiclass skin cancer image classification by convolutional neural networks. *Eur J Cancer* 2019; 119: 57–65. https://doi.org/10.1016/ ejca.2019.06.013.

[14] Goldberg DJ. Legal issues in dermatology: Informed consent, complications and medical malpractice. *Semin Cutan Med Surg* 2007; 26(1): 2–5. Doi: 10.1016/j. sder.2006.12.001.

[15] Carter SM, Rogers W, Win KT, et al. The ethical, legal and social implications of using artificial intelligence system in breast cancer care. *The Breast* 2020; 49: 25–32. https://doi.10.1016/j.breast.2019.10.001.

第3章　人工智能在皮肤病理中的应用

Artificial Intelligence in Cutaneous Histopathology

Lawrence S. Chan　著

林尽染　译　　吴文育　校

一、概述

病理学是一门研究疾病的本质并诊断疾病的医学专业。"病理学"一词源自两个希腊语词根：pathos（意为痛苦或疾病）和 logia（意为交流、写作或研究主题）[1]。广义的病理学通常根据功能分为三个主要分支：①临床病理学；②解剖病理学；③分子病理学。临床病理学研究体液（包括血液、尿液、伤口渗液和脑脊液）中的疾病表现；解剖病理学研究并诊断组织、器官，甚至是全身水平的疾病；分子病理学是最近发展起来的一个分支，它利用先进的分子生物学技术（如原位杂交和聚合酶链反应）在分子水平上鉴定疾病。本章重点介绍解剖病理学的一个特定领域：组织病理学。组织病理学是一门病理学科，研究组织水平上受疾病影响的解剖结构。仅通过临床检查无法做出明确诊断时，长期以来组织病理学一直被认为是在组织水平诊断疾病的金标准[2]。病理学家被恰当地视为"医生的医生"[3]。

使用组织病理学诊断皮肤病始于 20 世纪 40 年代左右。皮肤组织病理学的先驱之一是出生于德国、受过美国教育的医生，名叫 Walter F. Lever，通常他被称为皮肤病理学的创始人。Lever 博士在皮肤病理学和生物化学方面都接受过培训，他撰写了第一部皮肤病理学教科书，最早的版本于 1949 年出版[4]。Lever 博士对皮肤病学领域的许多重要病理学贡献包括鉴别天疱疮（一种危及生命的表皮内水疱疾病）和大疱性类天疱疮（一种不危及生命的表皮下水疱疾病），皮肤附属器肿瘤的超微结构和生化特征，棘层松解的超微结构描述（天疱疮组疾病中的表皮细胞分离现象），自身免疫性疱病中抗体结合位置的超微结构描绘[5]。自那时起，皮肤病理学已成为皮肤病学培训和实践的重要组成部分。事实上，即将毕业的皮肤科住院医师需要通过组织病理学考试及临床测试，才能获得美国皮肤病学会的能力认证，美国皮肤病学会是美国皮肤科业内最权威的认证机构[6]。

　　基本的皮肤病理学方法是制备固定在福尔马林溶液中的皮肤样本。用石蜡包埋，切成薄片，置于载玻片上，并用称为苏木精 - 伊红（HE）的化学染色化合物的混合物进行染色，使细胞核呈深蓝色，大多数细胞质呈浅红色。皮肤病理学家（专门研究皮肤病的组织病理学家）在传统光学显微镜下检查这些染色切片以明确诊断。用于诊断皮肤疾病的其他病理学技术包括石蜡切片的特殊染色、电子显微镜、免疫组织化学和免疫荧光显微镜。特殊染色用于明确 HE 染色无法识别的关键诊断成分，如真菌［通过 Grocott（甲胺）银染色］、分枝杆菌（通过 Ziehl-Neelsen 染色）、黏蛋白（通过阿辛蓝染色）和淀粉样物质（通过刚果红染色）。电子显微镜用于检查皮肤及其成分的超微结构，免疫组织化学方法用于通过抗体检测某些特定成分或细胞类型，免疫荧光显微镜用于确定疾病的免疫学特质。最近，更新和更先进的分子检测方法（如聚合酶链反应和流式细胞术）已与传统病理学技术相结合，以确定某些特定疾病的性质[7]。如今，皮肤病理学对于皮肤科专业至关重要，其具有以下功能。

- 指导医生正确诊断。
- 明确或排除皮肤癌。
- 评估皮肤癌的深度和侵袭性，明确疾病分期。
- 证实或排除内脏恶性肿瘤的皮肤转移。
- 确定或排除危及生命的大疱性疾病。
- 在超微结构水平确定大疱性疾病的水疱位置。
- 鉴别各种类型的大疱性疾病。
- 确定或除外危及生命的药疹。

- 明确或排除全身性疾病的皮肤表现。

- 确定或除外传染性疾病。

- 确定或否定医疗法律纠纷。

许多皮肤疾病的正确诊断有赖于皮肤组织病理学，及时和正确的病理学诊断无数次挽救了患者的生命。临床上最典型疾病有两种，包括死亡率极高的黑色素瘤和伴有烧伤表现的致死性中毒性表皮坏死松解症。

二、需求分析

已经说明了皮肤组织病理学在皮肤病学实践和皮肤病患者诊疗中的基本作用，接下来的问题是，为何需要人工智能辅助皮肤组织病理学？正如我们在上一章关于 AI 辅助临床影像的讨论一样，本章的重点不是讨论 AI 如何帮助我们完成目前医生无法完成的事情，而是从组织病理学诊断和医疗服务的角度来看，讨论 AI 是否可以帮助改进我们的诊断准确性和效率。

（一）目前组织病理学的不足之处

1. 阈值主观性

尽管皮肤组织病理学对皮肤病学领域做出了重大贡献，但仍存在一些缺陷。首先，皮肤组织病理学与其他组织类型的组织病理学一样，是基于明确诊断的"阈值"发现，这意味着病理标本是根据显微镜观察是否达到某个标准"阈值"来判断，以考虑进行某种特定诊断。相反，这个诊断"阈值"在很大程度上受到某位病理学家从他或她的导师那里接受的培训所影响。由于不同的导师可能用略有不同的诊断"阈值"来训练他们的学生，这导致了固有的主观性，导致整个实践范围内的诊断可变性[2]。此外，病理学家之间在视觉感知、数据整合和判断上存在个体差异，难免会导致意见分歧，诊断不一致，并最终导致患者的治疗效果不佳。一位加拿大作者幽默地描述病理学："在病理学家的显微镜下，生与死在一个明亮的圆圈中战斗，就像一场细胞斗牛。病理学家的工作是在斗牛士细胞中找到公牛[8]。"总之，没有绝对的标准。AI 辅助的病理学方法可更加稳健且可重复，可作为一个起点，以解决我们在当前皮肤组织病理学现状中面临可变性和不一致性的挑战[9]。即使实施数字病理学，这种主观性的问题仍存在。

2. 信息传输速度的障碍

当皮肤病理医生遇到疑难病例且没有信心做出最终诊断时，会合乎逻辑地考虑下一步是将病例发送给专家以获取意见。传统过程需要将染色玻片从一个地点运输到另一个地点：从病理实验室到病理医生的办公室，从一位病理医生的办公室到一位病理专家的办公室等。因此，诊断过程可能会延迟数天或数周[4]。数字病理学的应用将有助于解决这个速度问题。

（二）人工智能辅助病理学在实现远程医疗方面的优势

正如美国农村地区缺乏皮肤科医生一样，皮肤病理学家也很少在农村社区执业[2]。数字病理学可借助远程医疗手段帮助弥合那些有需求区域的服务差距。类似以下这样的一系列事件可能会有所帮助且实用：皮肤活检可在当地进行；HE 染色的组织切片可扫描成数码图像，然后可通过互联网发送到市区皮肤病理中心进行分析；诊断结果通过电子方式传回到农村社区医生。人工智能辅助的皮肤病理学及数字病理学将提供一种更好的方式，以半自动化的方式为农村社区服务，我们将在接下来的段落中进行讨论。

三、技术：人工智能辅助皮肤组织病理学

在讨论了组织病理学在皮肤病学中的重要性及 AI 辅助皮肤组织病理学的可能用途之后，我们现在将阐述 AI 在组织病理学中的作用。自

2015 年以来，许多有关人工智能在病理学中的应用被发表[9-18]。尽管 PubMed 文献中并没有描述人工智能在皮肤病理学中的应用重要研究，但人工智能在其他组织类型的病理学中的适用性应该很容易转换到皮肤组织病理学中。

（一）数字组织病理学总原则

在讨论 AI 辅助组织病理学之前，简要阐述数字病理学（实现 AI 辅助组织病理学的基本要素）会有所帮助。自从 1975 年 Eastman Kodak 的工程师开发出第一台数码相机原型以来（现已成为占主导地位的摄影图像设备），所有新的胶片相机产品几乎消失[19]。因此，组织病理学这一完全基于图像的医学亚领域被数码应用所主导也就不足为奇了。事实上，数字病理学会专业组织成立于 2009 年，为超 1000 名成员的专业需求提供服务，其中包括病理医师、科学家、技术专家和病理相关行业代表。该协会的网站把数字病理学定义为"一种动态的、基于图像的环境下，能够获取、管理和解读数字化扫描切片所产生的病理信息"[20]。通常，数字病理学采用配备高分辨率相机、特殊软件和光学设备的整个扫描仪（数字显微镜）。对载玻片上染色组织进行扫描会生成称为全载玻片成像（whole slide imaging，WSI）的数字图像文件。由于这些 WSI 的质量对于诊断至关重要，因此美国 FDA 参与了商业扫描仪的审批过程，以保证图像质量[3, 21]。事实上，数项研究已经证实，利用数字图像做出的诊断与通过传统显微镜检查做出的诊断几乎没有或没有差异[3, 22, 23]。然后可将此数字化图像发送给病理学专家进行诊断分析。因此，通过互联网轻松传输数字图像加速了诊断过程，尤其是当需要病理学专家远程会诊以讨论疑难病例或寻求其他诊断意见时。因此，近年来数字病理学的成熟为 AI 辅助病理学的发展铺平了道路[3]。

（二）人工智能辅助组织病理学的特定应用

利用数字病理学的下一步是通过提高诊断过程的工作流程速度和

准确性，利用人工智能来促进诊断决策支持。接下来将讨论一些已发表的关于 AI 应用于组织病理学诊断的报告，这些报告产生了积极的结果。

早在 2011 年，研究人员就已经将 AI 与病理学结合起来，试图实现乳腺癌预后的预测模型，甚至使用用于 AI 训练目的的常规载玻片 [3, 24]。针对乳腺癌组织学中的一组可量化特征，研究人员生成了一种计算机算法来训练数据，然后将其用于创建预后预测模型。利用该模型，研究人员分析了 676 张乳腺癌病理数字图像，并发现计算机算法实现了与这些研究患者的真实生存率密切相关的预测分数（对数秩检验，$P \leq 0.001$）。

最近的一项研究表明，人工智能辅助改善了乳腺癌有丝分裂图计数的普通组织病理学任务 [25]。有丝分裂计数是乳腺癌预后的重要标志；然而，它传统上是一个劳动密集型的手工过程。为了发现 AI 是否可以协助这一过程，一组 320 个乳腺导管癌病例的常规染色载玻片被扫描（40×）到 WSI，然后用于训练 AI 算法来检测和计数有丝分裂。计算机训练后，使用来自单独数据集的 140 个包含乳腺癌的有丝分裂图的高倍视野测试 24 名病理学家在有或没有 AI 助手的情况下进行有丝分裂计数的任务。这项研究的结果表明，人工智能辅助提高了有丝分裂计数的准确性和效率。在人工智能的帮助下，21 名病理学家（87.5%）增加了对有丝分裂的识别（真阳性），13 名病理学家（54.2%）减少了对错误标记的有丝分裂（假阳性）的计数。此外，人工智能辅助为病理学家们节省了 27.8% 的整体时间。

最近的另一项研究也支持基于深度学习的 AI 辅助肝癌组织病理学分类 [26]。

- 研究人员开发了基于 DL 的助手，旨在帮助医生区分原发性肝脏恶性肿瘤的两种亚型：肝细胞癌（hepatocellular carcinoma，HCC）和胆管癌（cholangiocarcinoma，CC）。
- 样本为肝脏切除组织的 WSI 图像、福尔马林溶液固定、石蜡包埋、HE 染色、扫描（40×）和数字化（每像素 0.25μm）。同时包含 HCC 和 CC 的样本及劣质样本均被排除在外。用于训练、调整和验证的数据集来自癌症基因组图谱（the Cancer Genome Atlas，TCGA）数据源的 WSI 集合（35 例 HCC、35 例 CC），而独立数据测试（40 例 HCC、40 例 CC，来自 80 位不同患者）由斯坦福大学医学中心病理科的幻灯片档案提供，正确的诊断由一组组织病理学家通过室间质评程序验证而得出。在从 TCGA 中随机划分数据集并确保每个子集中 HCC∶CC 的分布为 50∶50 后，研究人员从训练子集（20 例 WSI）中获取模型参数，然后选择具有调整子集（24 例 WSI）的超参数，最后用验证子集（26 例 WSI），确定模型的泛化能力。

- 该模型具有密集连接的卷积神经网络的特定架构，其特征在于每一层都连接到网络中的每一层，以向前馈方式形成。为了适应 CNN 的容量，WSI 被分成了 512×512 像素的图像块，总共有 20 000 个模块（1000 个模块/WSI）、2400 个模块（100 个模块/WSI）和 2600 个块（100 个模块/WSI）被归一化（TCGA 数据源中像素值的平均值和标准偏差），然后分别用于训练、调整和验证步骤。在验证步骤中，该模型的诊断准确度为 0.885（95%CI 0.71～0.96）。对于独立测试，该模型的准确度为 0.842（95%CI 0.808～0.876）。

- 为了评估病理学家在有和没有 AI 辅助下的准确性，11 名在肝癌诊断方面具有不同经验的参与者被分配以相同的顺序读取 80 个独立的测试 WSI 图像 2 次。第一次阅读时，每人在 AI 辅助下阅读前 40 张图像，其余 40 张图像无辅助阅读；第二次阅读（第一次阅读后 2 周或更长时间）时正好相反，阅读前 40 张图像没有 AI 辅助，而其他 40 张图像有 AI 辅助。AI 辅助以二进制概率（HCC 或 CC）的形式出现，阈值为 0.5。

- 这项研究的结果显示，11 名病理学家作为一个小组在没有 AI 辅助的情况下实现了 0.898（95%CI 0.875～0.916）和在 AI 辅助下的 0.914（95%CI 0.893～0.930）准确率。尽管对于整个病理学家组而言，AI 辅助后的改进并无在统计学上的显著性（P=0.184）；一项重点分析确实表明，AI 辅助为具有明确定义的病理阅读经验水平的病理学家亚组（9/11）提供了统计学上的显著改善（P=0.045）［3 位胃肠道专家（具有 3 年或更多年的 HCC 和 CC 诊断经验），3 位具有 16～29 年实践经验的非胃肠道专家，3 位受过 HCC 和 CC 诊断训练的学员］。

- 该模型的结果表明，人工智能辅助可以提高病理学家的诊断准确性，而不是取代病理学家。

此外，在这份 2020 年的出版报告中，还有一种 AI 算法在对前列腺癌穿刺活检样本诊断方面也是准确的[27]。

- 研究对象是从粗针穿刺活检（core needle biopsy，CNB）中获取的前列腺组织，样本被放置在载玻片上 HE 染色，用飞利浦扫描仪扫描并数字化。

- 从 549 张切片样本中提取 1 357 480 个图像块作为训练数据集，另外 2501 张切片用作内部测试数据集。随后的验证是使用由 1627 张切片组成的 100 个连续临床病例的外部数据集进行的。3 位资深病理学家（具有 20～40 年的工作经验）进行注释。

- 基于多层 CNN 开发的 AI 算法接受了癌症检测训练，并使用 Gleason 概率评分（7～10 级为高级别，6 级为非典型小腺泡增殖）、Gleason 模式 5（针对侵袭性）、神经周围浸润和粗针穿刺活检中癌症百分比。

- 研究人员通过培训评估了人工智能算法在检测癌症方面的准确性。

- 在内部测试中，AI 算法获得了 0.997（95%CI 0.995～0.998）的 ROC AUC，在外部测试中，AI 算法获得了 0.991（95%CI 0.979～1.00）的 AUC，表明非常高的准确度。

- AI 算法还实现了 0.941（95%CI 0.905~0.977）的 AUC 用于区分高级别前列腺癌（7~10 级）和低级别前列腺癌（6 级），0.971（95%CI 0.943~0.998）的 AUC 和 0.957（95%CI 0.930~0.985）的 AUC 分别用于检测 Gleason 模式 5 和神经周围浸润。此外，AI 算法在计算粗针穿刺活检中存在的癌症百分比时与病理学家表现出良好的一致性（R=0.882，95%CI 0.834~0.915，$P<0.0001$，平均偏差 −4.14%）。

- 重要的是，将 AI 算法部署为实际临床实践中的"二读"机制，对病理医师诊断的约 10% 病例发出高级警报，从而做了额外的组织样本切片并进行染色，并在随后确诊了 1 例最初被病理学家误诊为良性病变的漏诊前列腺癌病例。

四、待解决的问题

在 AI 辅助皮肤组织病理学成为可行的临床技术之前，还需要做哪些额外的努力？

（一）主要技术挑战和机遇

最近，人工智能辅助数字病理学领域的专家发布了该发展领域面临的挑战清单，以及克服这些障碍的一些可能解决方案[10]。

- 标记数据缺陷：如果 AI 算法成功，则需要大量高质量的图像用于其训练和验证过程。不仅需要大数据集，而且这些图像还需要由组织病理学专家标记。这种人工标记过程非常耗费人力，对于识别巨大扫描图像内的感兴趣区域至关重要。困难主要包括专家的时间和经济负担、扫描图像质量不理想、网络速度的限制及特征模糊。专家建议的一种可能的解决方案是利用无监督学习，它不需要标记，并且可以在没有监督的情况下提取特征。

- 组织可变性：身体有多种类型的组织（神经、肌肉、结缔组织和上皮），每种组织都有多种呈现模式，从而产生几乎无限数量的模式，从 AI 计算的角度来看，这是巨大的挑战。

- 方法学过于简单：许多 AI 辅助的组织病理学方法本质上只是二元的（例如，是或否，恶性或良性）。这没有考虑到组织病理学的传统思维过程，如临床背景理解、感知、个人经验和认知。这个二元决定方法不适用于现实生活中经常遇到的疑难病和罕见病。

- 维度障碍：全载玻片成像通常会生成巨量的数据维度，如50 000×50 000 像素。另外，大部分深度人工神经网络算法处理的图像尺寸要小得多，小于 350×350 像素。这带来了巨大的容量挑战。一种可能的解决方案称为"补丁"，即将图像分成许多小块。即便使用补丁，也可能需要减少采样（像素减少过程），并且此过程可能导致对诊断至关重要的信息丢失。

- 图灵测试的困境：Alan Turing 是人工智能概念开发的先驱之一。图灵测试的原则指出，如果人工智能在实践中（在本例中为病理学），人类专家（在本例中为病理学家）应始终是最终评估者，因此人工智能辅助组织病理学的完全自动化要么不明智，要么不可能。该领域的专家还支持这样一种观点，即病理学家不仅应该成为算法开发的核心，而且还应该成为算法执行的核心。

- AI 在单任务方法中的弱项：目前应用的 AI 辅助组织病理学应用属于"弱 AI"类别，这意味着它们能够一次执行一项简单且特定的任务。结果是需要大量的人力来训练每一项单独的任务。一种可能的解决方案是"迁移学习"，这是一种为不同目的重新训练预先训练好的网络过程。

- 技术成本：训练和利用基于像素的数据深度学习型 AI 算法的过程，如在组织病理学中，需要高性能的图形处理单元和高度专业化的电子电路。此外，数字组织病理学的获取需要大容量的计算机存储。这两个要求都给实施 AI 辅助组织病理学的病理科带来了巨大的经济负担。

- 被"对抗性攻击"误导：一些出版物指出，"对抗性攻击"是一种对图像中极少数像素进行目标操作的过程，可以误导重型深度神经网络。这一发现提出了一种可能性，即组织病理学准备中有时存在的最小噪声或伪影，如压碎的细胞、碎片、污染或组织褶皱，可能会被 AI 错误地诊断为癌症。

- 透明度和可解释性障碍：到目前为止，我们仍然不了解 AI 决策背后的基本原理过程，即使在 DL 神经网络中进行数百万次加法和乘法以得出输出（诊断）。由于医生需要潜在的推理来证明诊断决定的合理性，因此缺乏明确的人工智能原理对于他们的医疗实践和监管机构的批准来说是不可接受的。该领域的专家建议可能使用"计算机视觉"，这是一种医生可以理解和解释的传统方法。

- 人工智能的现实主义：尽管目前对人工智能辅助组织病理学持乐观态度，但未来的现实应用取决于三个关键因素。①用户友好性（对预成像工作的简单需求、不确定的输入和可推广、可扩展、可理解的输出）；②合理的成本效益（投资回报因素）；③病理学家的信心（医生信任因素）。

（二）临床医师展望

2019 年发表的一项重要调查说明了医生对 AI 与诊断病理学整合的担忧[14]。这项大范围的国际调查对象包括来自 54 个不同国家的 487 名病理学家。参与者包括学术病理学家、执业病理医师和实习生。尽管 >70% 的调查参与者对在病理诊断中使用人工智能以提高质量保证和工作流程效率表示兴趣（41.2%）或兴奋（32.1%），但许多参与者对人工智能提出了担忧，如潜在的工作岗位流失（19.7%）。总体而言，51% 的受访病理学家认为患者不会对 AI 参与病理诊断有意见，29% 的病理学家认为患者会在诊断过程中对 AI 感到兴奋。参与者也提出了对技术壁垒和人工智能错误的担忧，只有一小部分人不担心人工智能相关失误（24.8%）或认为人工智能错误率会低于医生（10%）。最重要的是，相当多的病理学家认为诊断决策应该主要由医生负责（48.3%），或者由人工智能和医生共同承担（25.3%）。

（三）皮肤病理学家的信任

2016 年进行的一项调查由 207 名执行黑色素细胞病变诊断任务的美国皮肤病理学家做出回应，结果显示，尽管大多数病理学参与者同意数字 WSI 可用于做出正确的病理诊断，并且 WSI 的好处大于担忧，但大多数参与者（59%）没有 WSI 经验，并且不打算在未来使用它（51%）。那些使用它的人主要是为了教学、资格考试和继续医学教育（continuing medical education，CME）为目的，而不是为了他们的日常执业。大多数受访者认为，WSI 对于他们的日常使用来说还是太慢了。不知道在诊断流程中加入 AI 是否会改变他们的看法[28, 29]。

（四）患者的信任

医患之间的信任关系对于医学至关重要，因为这种关系将提高治疗依从性、自我报告的健康状况改善和整体患者体验[30]。如果诊断部分由人工智能确定，患者会相信结果吗？最近的一项调查显示，51%受调查病理学家认为患者不会对 AI 参与组织病理学诊断有意见[14]。但这一观点并未得到广泛适用的关于患者对人工智能在医学中使用态度的研究所证实。此外，人工智能在组织病理学诊断中的作用有多大（无论是辅助角色还是决策角色），可能会决定患者对医学人工智能的看法。一些学者认为，建立这种信任关系有三个关键：能力（人工智能提升医生临床水平的能力）、动机（医生纯粹只为患者的利益着想）和透明度（基于循证证据和专家共识的决定）。当人工智能用于医疗决策时，需要告知医生数据的来源和基于人工智能建议的等级，并且信息应是可被解释的。AI 知识将大大有助于建立强大且相互信任的医患关系[30]。涉及人工智能的一个关键问题是人工智能算法通常以类似于"黑匣子"的方式运行，它提供数据而没有详细解释。此外，大多数医生预计不会成为人工智能操作的专家。因此，较难实现可被解释的 AI 算法 [31]。

（五）医疗法律考量

如果 AI 辅助诊断，谁负责最终诊断 [32]？最终的责任在于计算机还是发送患者样本以供计算机评估的医生？纵观历史，医生使用各种形式的技术辅助诊断和治疗。我们使用放射学技术：首先是简单的 X 线，然后是复杂的 CT 和 MRI。无论我们拥有多么高科技的技术辅助，医生始终无一例外地处于最终决策者的位置。谨慎的做法是即使有人工智能的高科技辅助，确保医生（在这种情况下指病理医师）仍然是最终的决策者，因为医生将对患者的结果负责。一些学者认为，除了证明其准确性外，还应根据结果和其他法律标准对人工智能系统进行评估，并通过公众审议进行严苛的试验 [33]。

五、结论

人工智能算法和数字病理学在过去 10 年左右的快速发展使医学界能够通过数字病理学评估人工智能辅助诊断模式的可行性。从最近的医学出版物分析来看，人工智能已经显示出其有助于使组织病理学成为更好的诊断工具的潜力。虽然一些研究结果表明人工智能优于病理学家，但其他研究表明人工智能可以提高病理学家的诊断准确性和速度。虽然人工智能技术将持续改进，但需要更多努力来解决其他非技术因素的问题，如医疗法律问题、患者信任度问题和医生的观点。图 3-1 列举了黑色素瘤的 AI 辅助组织病理学诊断方案。

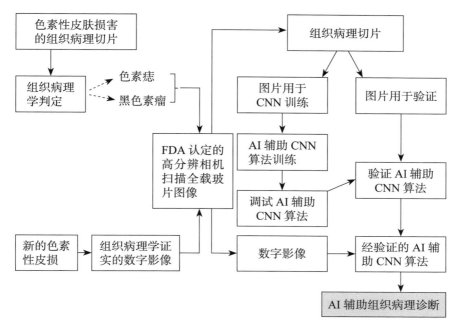

▲ 图 3-1 色素性皮肤损害的人工智能辅助组织病理学诊断的流程

AI. 人工智能；CNN. 卷积神经网络

参考文献

[1] [LEXICO] Pathology. Definition of pathology in English. [www.lexico.com/en/ definition/pathology] Accessed July 31,2020.

[2] Riedl E, Asgari M, Alvarez D, Margaritescu I, and Gottlieb GJ. A study assessing the feasibility and diagnostic accuracy of real–time teledermatopathology. *Dermatol Pract Concept* 2012; 2(2): 0202a02. Doi: 10.5826/dpc.0202a02.

[3] Parwani AV. Next generation diagnostic pathology: Use of digital pathology and artificial intelligence tools to augment a pathological diagnosis. *Diagnostic Pathol* 2019; 14: 138. https://doi.org/10.1186/s13000–019–0921–2.

[4] Lever WF. *Histopathology of the Skin*. 3rd Ed. J.B. Lippincott Co., Philadelphia, 1961.

[5] Lever WF. Contemporaries: Walter F. Lever, M.D. *J Am Acad Dermatol* 1984; 10(2): 321–325.

[6] [ABD]. American board of dermatology. [https://abderm.org] Accessed May 20, 2020.

[7] Calonje E, Brenn T, Lazar AJ, and Billings SD. *McKee's Pathology of the Skin.* 5th Ed. Elsevier, London, UK, 2019.

[8] [GOOD READS]. Yann Martel, Canadian author. [goodreads.com/author/ show/811. Yann_Martel] Accessed May 20, 2020.

[9] Bera K, Schalper KA, Rimm DL, Velcheti V, and Madabhushi A. Artificial intelligence in digital pathology—new tools for diagnosis and precision oncology. *Nat Rev Clin Oncol* 2019; 16(11): 703–715. Doi: 10.1038/s41571–019– 0252– y.

[10] Tizhoosh HR and Pantanowitz L. Artificial intelligence and digital pathology: Challenges and opportunities. *J Pathol Inform* 2018; 9: 38. Doi: 10.4103/jpi. jpi_53_18.

[11] Chang HY, Jung CK, Woo JI, Lee S, Cho J, Kim SW, and Kwak TY. Artificial intelligence in pathology. *J Pathol Transl Med* 2019; 53(1). Doi: 10.4132/ jptm.2018.12.16.

[12] Nir G, Karimi D, Goldenberg SL, Fazli L, Skinnider BF, Tavassoli P, Turbin D, et al. Comparison of artificial intelligence techniques to evaluate performance of a classifier for automatic grading of prostate cancer from digitized histopathologic images. *JAMA Netw Open* 2019; 2(3): e190442. Doi: 10.1001/ jamanetworkoepn.2019.0442.

[13] Rashidi HH, Tran NK, Betts EV, Howell LP, and Green R. Artificial intelligence and machine learning in pathology: The present landscape of supervised methods. *Acad Pathol* 2019; 6: 2374289519873088. Doi: 10.1177/2374289519873088.

[14] Sarwar S, Dent A, Faust K, Richer M, Djuric U, Van Ommeren R, and Diamandis P. Physician perspectives on integration of artificial intelligence into diagnostic pathology. *NPJ Digit Med* 2019; 2: 28. Doi: 10.1038/s41746–019– 0106– 0.

[15] Briganti G and Le Moine O. Artificial intelligence in medicine: Today and tomorrow. *Front Med (Lausanne)* 2020; 7: 27. Doi: 10.3389/fmed.2020.00027.

[16] Cohen S. *Artificial Intelligence and Deep Learning in Pathology.* Elsevier, London, UK, 2020.

[17] Jiang Y, Yang M, Wang S, Li X, and Sun Y. Emerging role of deep learning–based artificial intelligence in tumor pathology. *Cancer Commun (Lond)* 2020; 40(4): 154–166. Doi: 10.1002/cac2.12012.

[18] Kalra S, Tizhoosh HR, Shah S, Choi C, Damaskinos S, Safarpoor A, Shafiei S, et al. Pan- cancer diagnostic consensus through searching archival histopathology images using artificial intelligence. *NPJ Digit Med* 2020; 3: 31. Doi: 10.1038/s41746–020– 0238– 2.

[19] Trenholm R. Photos: The history of the digital camera. *CNET.com.* November 5, 2007. [www.cnet.com/news/photos–the– history– of– the– digital– camera/] Accessed August 5, 2020.

[20] [DPA] About digital pathology. Digital Pathology Association. [www.

digitalpathologyassociation. org/about–digital– pathology] Accessed July 28, 2020.

[21] Evans AJ, et al. US food and drug administration approval of whole slide imaging for primary diagnosis: A key milestone is reached and new questions are raised. *Arch Pathol Lab Med* 2018; 142(11): 1381–1387.

[22] Bauer TW, et al. Validation of whole slide imaging for primary diagnosis in surgical pathology. *Arch Pathol Lab Med* 2013; 137(4): 518–524.

[23] Amin S, Mori T, and Itoh T. A validation study of whole slide imaging for primary diagnosis of lymphoma. *Pathol Int* 2019; 69(6): 341–349.

[24] Beck AH, et al. Systematic analysis of breast cancer morphology uncovers stromal eastures associated with survival. *Sci Transl Med* 2011; 3(108): 108ra113.

[25] Pantanowitz L, Hartman D, Qi Y, et al. Accuracy and efficiency of an artificial intelligence tool when counting breast mitoses. *Diagnostic Pathol* 2020; 15: 80. https://doi.org/10.1186/s13000–020– 00995– z.

[26] Kiani A, Uyumazturk B, Rajpurkar P, et al. Impact of a deep learning assistant on the histopathologic classification of liver cancer. *NPJ Digital Med* 2020; 3:23. https://doi. org.10.1038/s41746–020– 0232– 8.

[27] Pantanowitz L, Quiroga–Garza GM, Bien L, et al. An artificial intelligence algorithm for prostate cancer diagnosis in whole slide images of core needle biopsies: A blinded clinical validation and deployment study. *Lancet Digital Health* 2020;2. e407–e416.

[28] Onega T, Reisch LM, Frederick PD, et al. Use of digital whoe slide imaging in dermatopathology. *J Digit Imaging* 2016; 29: 243–253. Doi 10.1007/ s10278–015– 9836– y.

[29] Asan O, Bayrak AE, and Choudhury A. Artificial intelligence and human trust in healthcare: Focus on clinicians. *J Med Internet Res* 2020; 22(6): e15154. Doi: 10.2196/15154.

[30] Nundy S, Montgomery T, and Wachter RM. Promoting trust between patients and physicians in the era of artificial intelligence. *JAMA* 2019; 322(6): 497–498. Doi: 10.1001/jama.2018.20563.

[31] Triberti S, Durosini I, Gurigliano G, et al. Is explanation a marketing problem? The quest for trust in artificial intelligence and two conflicting solutions. *Public Health Genomics* 2020; 23: 2–5. Doi: 10.1159/000506014.

[32] Gerke S, Minssen T, and Cohen G. Ethical and legal challenges of artificial intelligence– driven healthcare. *Artificial Intelligence in Healthcare* 2020: 295–336. Doi: 10.1016/ B978–0– 12– 818438– 7.00012– 5.

[33] Carter SM, Rogers W, Win KT, et al. The ethical, legal and social implications of using artificial intelligence system in breast cancer care. *The Breast* 2020; 49: 25–32. https:// doi.10.1016/j.breast.2019.10.001.

第4章　用于黑色素瘤检测的光学相干断层扫描

Optical Coherence Tomography for Melanoma Detection

Kamran Avanaki　Peter E. Andersen　著

杨　凯　译　吴文育　校

一、概述

黑色素瘤是最为致命的皮肤癌。其发病率上升速度超过任何其他癌症，主要是由于日光浴生活方式的流行及气候变化[1, 2]。2017 年，美国癌症协会估计美国黑色素瘤患者新增确诊为 87 110 例，预计将有9730 人死于黑色素瘤[3]。黑色素瘤患者的存活率取决于诊断时的疾病阶段；Ⅰ期发现的黑色素瘤患者，生存率达 90% 以上，如果发现时已为Ⅲ期，则生存率降至 40% 以下。

传统意义上，在一般医疗保健中，黑色素瘤的诊断始于对皮损的临床视诊。临床怀疑黑色素瘤的评估标准包括 ABCDE 原则（不对称、边界不规则、颜色变化、直径＞6mm、皮损发展）[4, 5]，然后对符合 ABCDE 标准的皮损进行活检以进行组织病理学分析[6, 7]。临床上按照 ABCDE 标准进行判别的特异性和敏感性（50%～81%[8]）在单独或组合使用时会有所不同。这种较大范围的可变性是由于医生的主观解释。它会导致对许多良性病变进行不必要的活检，15～30 例良性病变活检才能诊断 1 例黑色素瘤[9]。进行活检可能会给患者带来疼痛、焦虑、瘢痕，甚至毁容。此外，通过视诊很难在许多色素性皮损（如雀斑或良性色素痣）中选取活检部位而找到恶性病变。组织病理学检查中活检组织采样仅限于样本的 2%～5%，并且在具有挑战性的案例中，组织病理学家之间的不一致率高达 30%。

目前已经开发了几种非侵入性成像技术来识别黑色素瘤。皮肤镜检查依赖于经典皮肤镜特征的出现[10]，因此在诊断非常早期且无主要皮肤镜下特征的黑色素瘤中的实用性有限[11]。多光谱成像是在整个电磁光谱的特定波长范围内捕获图像数据，但这些数据被投影在同一平面上，模糊了深度信息[12]。反射共聚焦显微镜可提供有关黑素细胞病变的细胞信息，但它的穿透深度非常有限，无法检测侵袭性黑色素瘤[13]。高频超声具有令人满意的穿透深度，但低特异性阻碍了其对于恶性肿瘤的实际类型的诊断[14]。最近，光栅化光声扫描（photoacoustic，PA）显微镜和横截面 PA 断层扫描已被探索用于黑色素瘤的诊断和分期[15, 16]，其中黑色素用作内源性对比剂。然而，黑色素不是黑色素瘤的肿瘤特异性生物标志物，因为它存在于良性痣中，而实际上在无色素黑色素瘤中可能并不存在[17]。已经有几种黑色素瘤检测设备上市，如 MelaFind[18]、MoleMate SIAscope[19]、Verisante Aura[20] 和 Nevisence[20]。这些设备的开发旨在辅助不同临床水平的临床医师进行黑色素瘤检测，并随后依赖于组织病理学评估。然而，这些设备存在各种缺陷，导致特异性（分别为 68%[12]、77%[21]、68%[22] 和 34%[23]）和（或）敏感性（分别为 93%[12]、81%[21]、90%[22] 和 94%[23]）有限，因此对临床医生的帮助有限。更重要的是，除了确定是否对病变进行活检的评分或概率之外，它们不提供其他任何信息。此外，这些设备都没有深度识别能力，也不提供详细的皮下结构信息。

二、需求分析

光学相干断层扫描（optical coherence tomography，OCT）具有高空间分辨率（<10μm）、中等穿透深度（1.5～2mm）、体积结构和血管成像能力，已成为皮肤病学中流行的辅助诊断方式，特别是对于非黑色素瘤皮肤肿瘤的检测和诊断，如基底细胞癌（basal cell carcinoma，BCC）和鳞状细胞癌（squamous cell carcinoma，SCC）[24-30]。此外，OCT是一种易于使用的设备，不需要大量培训（相对于更复杂的方法，如

共聚焦、双光子和光声成像），并且可以对血管系统进行成像。因此，OCT 图像通过提供皮肤形态和血管造影，以及体细胞图像处理和机器学习方法，可以突出相关的诊断信息，达到前所未有的敏感性/特异性。

OCT 图像中的组织对比度是由与组织微结构的密度、大小和形状成正比的内在特征生成的。因此，从 OCT 图像中提取组织光学特性是获取有关组织微观结构定量信息的通用方法[31]。由于恶性细胞在大小、顺序和密度方面与良性色素痣具有不同的特征，因此根据光组织相互作用理论，OCT 图像有望将恶性组织与健康组织和良性肿瘤区分开来。然而，OCT 检测黑色素瘤的敏感性和特异性低于预期，因为 OCT 图像中恶性组织与良性色素痣的放射学特征不够特异性[27, 32–36]。包括我们[37]在内的几个小组试图通过图像增强[38]、纹理分析[39–44]，甚至实施复杂的 OCT 配置来提高特异性，其中包括偏振敏感、相位敏感和动态 OCT；但即使这样，也未能充分区分黑色素瘤和良性病变。

我们寻求通过创建一个统一的客观评估平台来尽量减少这些潜在的误差，其中 OCT 将与光学放射黑色素瘤检测（optical radiomic melanoma detection，ORMD）体系一起使用[45]。ORMD 体系应用于可疑病变的 OCT 图像，并将为临床医生提供有关组织状态的清晰信息（例如，"样本组织与健康组织一致""样本组织表现出与黑色素瘤一致的特征"）。该算法将达到以下目的：①通过帮助识别具有多个色素斑的人群中最可能的恶性病变，减少不必要的活检数量，从而减少活检次数和患者的疼痛、焦虑和瘢痕；②大大降低医疗保健系统的成本；③在预后最佳的早期发现黑色素瘤。重要的是，光学特性无须额外成本，因为它们嵌入在图像数据中，并且可以适用于几乎所有 OCT 系统。方便后处理和轻松提取。

与任何技术一样，临床医生是患者健康状况的最终决定者。我们的目标是支持临床医生做出最佳决策。ORMD 系统将提供各种信息：①被检测组织的 OCT 2D 和 3D 图像与患者健康组织的并排比较；

②组织区域的血管信息，即血液供应增加是癌性病变的标志；③单个患者健康组织和可疑病变的 OCT 吸收图像和散射图像图。根据从 OCT 图像中解析出来的各个光学属性，临床医生将能够直观地比较形态学差异。

转化为 OCT 放射学特征的健康皮肤、良性色素痣和黑色素瘤组织之间的光学特性差异：①散射和吸收系数随着黑素细胞密度的增加而增加［健康为（14±3）%，良性痣为（18±3）%，黑色素瘤为（71±11）%］；②各项异性因子随着细胞大小而增加［健康为（6±0.4）μm，良性痣为（7±0.4）μm，黑色素瘤为（16±3）μm］；③由于细胞移位，从健康组织到黑色素瘤出现组织紊乱增加[46]。显然，由于这些特性的相互干扰，生成 OCT 图像的主要光学特性将会降低黑色素瘤检测的特异性。

除了需要提高 OCT 对早期黑色素瘤检测的特异性和敏感性外，由于医疗成本高昂，也迫切需要开发这种方法。在美国，每年约有 12 亿美元的医疗保健支出用于黑色素瘤的检测和诊断。Coldiron 和 Ratnarathorn[47] 最近发表的一篇文章指出，2012 年，为了临床上区分良恶性病变，中级专业医生独立操作了大约 260 万次活检。这个数字正以每年约 6% 的速度增长。如果囊括所有费用，每次活检成本都很高，对于医疗保健来说是一笔巨大开销，这也为黑色素瘤检测的强大精准体系提供了巨大的潜在市场。

三、技术：用于黑色素瘤检测的光学相干断层扫描技术

特定于 OCT 成像的光组织相互作用（即 OCT 建模）由 Schmitt 发起，他在使用单散射理论（即仅弹道分量）进行建模时只考虑了散射系数[48]。研究表明，多重散射的主要作用是信号随深度衰减的斜率比所谓的单散射模型预测得要小。从那时起，其他几个小组已经考虑到

对 OCT 图像进行定量分析以改善诊断[49-52]。第一个充分包含弹道光分量和多重散射光的模型是一种基于相干函数的标量波动方程的解析解，称为扩展惠更斯 – 菲涅耳（Extended Huygens-Fresnel，EHF）原理。它包括衍射效应，并且允许在任何聚焦条件下允许高斯光束进入[53, 54]。通过考虑所谓的"浴帘效应"，我们已将横向相干长度随深度的变化整合到以前的模型中。该模型将外差 OCT 信号描述为深度的函数。该模型结合了多次散射和单次散射效应。后来，我们采用 EHF 原理，并在多层散射几何中提出了一个 OCT 模型[44, 53]。在这里，我们对之前的模型进行了进一步的扩展，在散射系数和各向异性因子中增加了第三个参数，即吸收系数[45]。探测深度 z 处的 OCT 外差信号电流的均方描述为 $i^2(z) = i_0^2 \psi_{SA}(z)$，其中 $i_0^2 = a/w_H^2$，是没有散射和吸收时的均方外差信号电流，a 是由 OCT 系统设置表征的常数，w_H^2 为 1/e 在没有散射的情况下探测深度处的辐照半径，$w_H^2 = w_0^2(A-B/f)^2 + (B/kw_0)^2$，其中 A 和 B 是 ABCD 矩阵的元素，用于描述从透镜平面到样品中的探测深度的光传播，如果光束的聚焦平面固定在样品表面，则 $A=1$，$B=f+z/n$，其中 n 是折射率，f 是透镜的焦距，w_0 代表输入样品光束在透镜平面上的辐照半径 1/e。$k=2\pi/\lambda$，λ 是光源的波长。$\psi_{SA}(z)$ 是描述由于散射和吸收引起的信号衰减的外差效率因子，$\psi_{SA}(z) = e^{-2\mu_a z}[e^{-2\mu_s z}$ $(4e^{-\mu_s z}[1-e^{-\mu_s z}]/(1+\mu_a \Delta z_D)(1+(w_{SA}^2/w_H^2)) + (1-e^{-\mu_s z})^2 w_H^2/(1-e^{-\mu_s z})^2$ $w_H^2(1+\mu_a\Delta z_D)^2 w_{SA}^2]$。括号中的第一项代表单次散射效应；第三项是多重散射项；第二项是交叉项，包括单次和多次散射。$w_{SA}^2 = (1+\mu_a\Delta z_D)^{-1}\left[w_0^2(A-B/f)^2 + (B/kw_0)^2 + (2B/k\rho_0)^2\right](1+\mu_a\Delta z_N$ 为存在散射和吸收的情况下探测深度处的 1/e 辐照半径，$\rho_0 = \sqrt{(/\mu_s z)}\lambda\pi\theta_{rms}\lambda\pi\theta_{rms}(+n_R d(z)/z)$，其中 ρ_0 是由 θ_{rms} 给出的横向相干长度，是均方根散射角，定义为拟合到散射相位函数主前体的高斯曲线在 1/e 最大值处的半宽，n_R 是折射率的实际部分。此外，Δz_N 表述为 $\Delta z_N = z(w_0^2 + \rho_0^2/2)/4n_R^2 B^2$，$\Delta z_D$ 则表述为 $\Delta z_D = \frac{z}{2n_R^2}[(w_0/f)^2 + (1/kw_0)^2 + (2/k\rho_0)^2]$。

ORMD 数据协议在 MATLAB2015a 中实现。来自可疑病变和附近健康皮肤的 OCT 图像是 OPE 算法的输入部分，这是 ORMD 数据协议的核心。OPE 算法中使用精确的物理 OCT 模型从特定的感兴趣区域（regions of interest，ROI）提取组织的光学特性。OPE 算法的工作流程如下（图 4-1）：在 OCT B 超图像中指定感兴趣区域。对每个 ROI 中沿 x 轴的像素强度进行平均以获得平均的 A 线。使用拟合算法，对建模的 OCT 信号中的散射和吸收系数、各向异性因子进行调整，以获得最适合平均 A 线的曲线。通过对几个感兴趣区域进行重复（平均）并计算标准偏差，我们推导出该组织的光学放射学特征，即散射和吸收系数、各向异性因子的平均值和标准偏差。从可疑病变及其附近的健康皮肤获得的这些放射学特征用于创建一组标准化的光学放射学特征，这些特征解释了性别、年龄和肤色。对于分类，我们使用了机器学习算法。机器学习被用作黑色素瘤和非黑色素瘤的光学放射学特征之间的监督分类的重要组成部分。我们使用机器学习而不是经典统计分类计算的原因如下：虽然我们认识到还有其他有效的分类方法，如经典统计方法，但机器学习方法将为最广泛的黑色素瘤类型和阶段提供最佳的长期结果。由于该系统的结果将在组织学上进行验证，因此可以指导系统识别细胞学中最细微的变化，以便从最早期开始就能识别出黑色素瘤。此外，我们对 OCT 图像、健康和黑色素瘤组织学的经验知识能训练机器学习内核，使其决策能力比使用统计分类计算的识别系统更强。机器学习算法包括两个阶段：①训练阶段；②测试阶段。在训练阶段，光学放射学特征及其标签（组织学结果）被输入到机器学习算法中。在测试阶段，受过训练的机器学习内核将使用选定的光学放射学特征（即光学放射学标志）分析可疑皮肤区域的 OCT 图像，然后提示组织的状况："组织样本与健康组织一致"或"组织样本表现出与黑色素瘤一致的特征"。

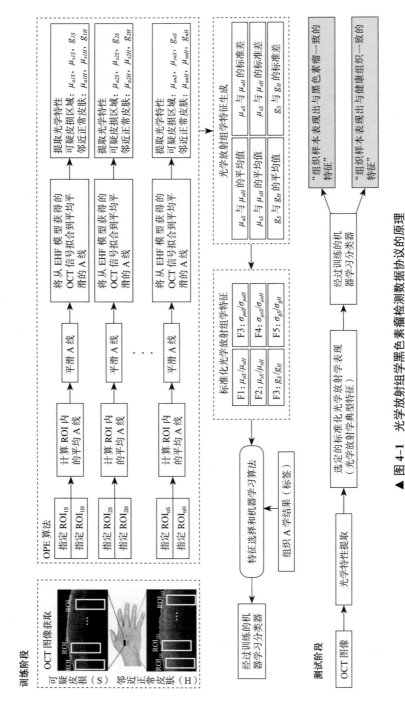

▲ 图 4-1 光学放射组学黑色素瘤检测数据协议的原理

μ_s. 散射系数；μ_a. 吸收系数；g. 各向异性因子；ROI. 感兴趣区域

四、待解决的问题

ORMD 数据协议的不同阶段有很多参数。为确保算法以尽可能高的效率运行，需要评估所有参数组合：这是优化过程。在我们的初步工作中[45]，参数是根据个人表现选择的；我们分别优化了其中一些参数。然而，为了达到最佳参数集，我们计划搜索这些参数的组合，并最终找到能够实现最高可能的特异性和敏感性的组合，以正确识别黑色素瘤和非黑色素瘤。这些参数源自 ORMD 程序的不同阶段，其中包括训练和测试阶段的 OCT 图像采集、预处理、光学特性提取（optical properties extraction，OPE）算法、光学放射组学特征生成程序和机器学习算法。组合的参数形成了数十亿数量级的极大搜索空间。当问题变得足够大时，我们需要搜索大量可能的解决方案以找到最佳解决方案。即使拥有现代计算能力，在人类时间尺度上也不一定能找到最佳解决方案。因此，需要一种优化方法，旨在寻找最优或接近最优的解决方案。我们针对此优化任务有两个目标：①为正确识别黑色素瘤实现尽可能高的灵敏度（真阳性）；②为正确识别良性色素痣和健康皮肤实现尽可能高的特异性（真阴性）。这使得问题成为一个 2D 优化过程。由于搜索空间非常大，并且我们的优化问题具有非线性特性，我们计划使用模拟退火（simulated annealing，SA）算法来优化对最佳参数集的搜索。SA 的主要特点是该算法能够很好地避免陷入局部最优。

血管显影是隐藏在 OCT 图像中更多的自由信息。我们打算将此作为 ORMD 程序协议的附加放射学特征进行研究，以提高其准确性。通过这种改进，在研究黑色素瘤时，将不再需要 OCT/ 光声等多模态设备。

五、结论

OCT 具有高空间分辨率、中等穿透深度和体积成像能力，已被证明是皮肤病学中一种有价值的辅助诊断方式。目前，仅通过评估形态学来检测黑色素瘤的传统 OCT 的敏感性和特异性低于预期。光学特性的聚合及参数的相互干扰使得 OCT 图像成像减少了特异性和敏感性，我们开发了一种基于三参数 OCT 信号模型（正在申请专利）的光学特性提取算法，将 OCT 图像分解为其单独的光学属性（即散射和吸收系数、各向异性因子），这些属性与组织结构（即细胞数量、大小、形状和紊乱）相关。光学放射学特征是根据光学特性计算得出的，并输入到受监督的机器学习算法中；训练好的内核将用于区分黑色素瘤和非黑色素瘤。这是我们的光学放射黑色素瘤检测程序协议的基础。该程序协议已经在 100 多个人类受试者的 OCT 图像上进行了测试，并以 96% 的灵敏度和 95% 的特异性对良性色素痣和黑色素瘤进行了区分。

参考文献

[1] Linos E, et al. Increasing burden of melanoma in the United States. *Journal of Investigative Dermatology* 2009; 129(7): 1666–1674.

[2] Bharath A and Turner R. Impact of climate change on skin cancer. *Journal of the Royal Society of Medicine* 2009; 102(6): 215–218.

[3] Key Statistics for Melanoma Skin Cancer. 2017. [www.cancer.org/cancer/melanoma–skin– cancer/ about/key–statistics. html].

[4] Friedman RJ, Rigel DS, and Kopf AW. Early detection of malignant melanoma: The role of physician examination and self–examination of the skin. *CA: A Cancer Journal for Clinicians* 1985; 35(3): 130–151.

[5] MacKie RM. Clinical recognition of early invasive malignant melanoma. *BMJ: British Medical Journal* 1990; 301(6759): 1005.

[6] Orchard G. Comparison of immunohistochemical labelling of melanocyte differentiation antibodies melan–A, tyrosinase and HMB 45 with NKIC3 and S100 protein in the evaluation of benign naevi and malignant melanoma. *The Histochemical Journal* 2000; 32(8): 475–481.

[7] Snyder ML and Paulino AF. Melan–A as a useful diagnostic immunohistochemical stain for the diagnosis of primary sinonasal melanomas. *Head & Neck* 2002; 24(1): 52–55.

[8] Thomas L, et al. Semiological value of ABCDE criteria in the diagnosis of cutaneous pigmented tumors. *Dermatology* 1998; 197(1): 11–17.

[9] Wilson RL, et al. How good are US dermatologists at discriminating skin cancers? A number–needed– to– treat analysis. *Journal of Dermatological Treatment* 2012; 23(1): 65–69.

[10] Arpaia N, Cassano N, and Vena GA. Dermoscopic patterns of dermatofibroma. *Dermatologic Surgery* 2005; 31(10): 1336–1339.

[11] Skvara H, et al. Limitations of dermoscopy in the recognition of melanoma. *Archives of Dermatology* 2005; 141(2): 155–160.

[12] Elbaum M, et al. Automatic differentiation of melanoma from melanocytic nevi with multispectral digital dermoscopy: A feasibility study. *Journal of the American Academy of Dermatology* 2001; 44(2): 207–218.

[13] Pellacani G, et al. The impact of in vivo reflectance confocal microscopy for the diagnostic accuracy of melanoma and equivocal melanocytic lesions. *Journal of Investigative Dermatology* 2007; 127(12): 2759–2765.

[14] Frinking PJ, et al. Ultrasound contrast imaging: Current and new potential methods. *Ultrasound in Medicine & Biology* 2000; 26(6): 965–975.

[15] Oh JT, et al. Three–dimensional imaging of skin melanoma in vivo by dual–wavelength photoacoustic microscopy. *Journal of Biomedical Optics* 2006; 11(3): 034032.

[16] Zhou Y, et al. Noninvasive determination of melanoma depth using a handheld photoacoustic probe. *The Journal of Investigative Dermatology* 2017; 137(6): 1370.

[17] Zelickson AS. The fine structure of the human melanotic and amelanotic malignant melanoma. *Journal of Investigative Dermatology* 1962; 39(6): 605–613.

[18] Monheit G, et al. The performance of MelaFind: A prospective multicenter study. *Archives of Dermatology* 2011; 147(2): 188–194.

[19] Michalska M, Chodorowska G, and Krasowska D. SIAscopy—a new non–invasive technique of melanoma diagnosis. *Annales Universitatis Mariae Curie-Sklodowska. Sectio D: Medicina* 2004; 59(2): 421–431.

[20] Fink C and Haenssle H. Non–invasive tools for the diagnosis of cutaneous melanoma. *Skin Research and Technology* 2017; 23(3): 261–271.

[21] Tomatis S, et al. Automated melanoma detection with a novel multispectral imaging system: Results of a prospective study. *Physics in Medicine & Biology* 2005; 50(8): 1675.

[22] Lui H, et al. Real–time Raman spectroscopy for in vivo skin cancer diagnosis. *Cancer Research* 2012: p. canres. 4061.2011.

[23] Malvehy J, et al. Clinical performance of the nevisense system in cutaneous melanoma detection: An international, multicentre, prospective and blinded clinical trial on efficacy and safety. *British Journal of Dermatology* 2014; 171(5): 1099–1107.

[24] Coleman AJ, et al. Histological correlates of optical coherence tomography in non–melanoma skin cancer. *Skin Research and Technology* 2013; 19(1): e10–e19.

[25] Alawi SA, et al. Optical coherence tomography for presurgical margin assessment of non–melanoma skin cancer—a practical approach. *Exp Dermatol* 2013; 22(8): 547–551.

[26] Mogensen M, et al. Assessment of optical coherence tomography imaging in the diagnosis of non–melanoma skin cancer and benign lesions versus normal skin: Observer–blinded evaluation by dermatologists and pathologists. *Dermatologic Surgery* 2009; 35(6): 965–972.

[27] Fercher AF. Optical coherence tomography—development, principles, applications. *Z Med Phys* 2010; 20(4): 251–276.

[28] Welzel J, et al. Optical coherence tomography of the human skin. *J Am Acad Dermatol* 1997; 37(6): 958–963.

[29] Steiner R, Kunzi–Rapp K, and Scharffetter–Kochanek K. Optical coherence tomography: Clinical applications in dermatology. *Medical Laser Application* 2003; 18(3): 249–259.

[30] Pierce MC, et al. Advances in optical coherence tomography imaging for dermatology. *J Invest Dermatol* 2004; 123(3): 458–463.

[31] Chang S and Bowden AK. Review of methods and applications of attenuation coefficient measurements with optical coherence tomography. *Journal of Biomedical Optics* 2019; 24(9): 090901.

[32] Gambichler T, et al. Applications of optical coherence tomography in dermatology. *J Dermatol Sci* 2005; 40(2): 85–94.

[33] Holmes J and Welzel J. OCT in dermatology. *Optical Coherence Tomography: Technology and Applications* 2015: 2189–2207.

[34] Sattler E, Kästle R, and Welzel J. Optical coherence tomography in dermatology. *Journal of Biomedical Optics* 2013; 18(6): 061224.

[35] Welzel J. Optical coherence tomography in dermatology: A review. *Skin Research and Technology* 2001; 7(1): 1–9.

[36] Zysk AM, et al. Optical coherence tomography: A review of clinical development from bench to bedside. *Journal of Biomedical Optics* 2007; 12(5): 051403–051421.

[37] Adabi S, et al. Universal in vivo textural model for human skin based on optical coherence tomograms. *Scientific Reports* 2017; 7(1): 17912.

[38] Adabi S, et al. An overview of methods to mitigate artifacts in optical coherence tomography imaging of the skin. *Skin Research and Technology* 2018; 24(2): 265–273.

[39] Pentland AP. Fractal–based description of natural scenes. *IEEE Transactions on Pattern Analysis and Machine Intelligence* 1984(6): 661–674.

[40] Amadasun M and King R. Textural features corresponding to textural properties. *IEEE Transactions on Systems, Man, and Cybernetics* 1989; 19(5): 1264–1274.

[41] Thibault G, Angulo J, and Meyer F. Advanced statistical matrices for texture characterization: Application to cell classification. *IEEE Transactions on Biomedical Engineering* 2014; 61(3): 630–637.

[42] Galloway MM. Texture analysis using gray level run lengths. *Computer Graphics and Image Processing* 1975; 4(2): 172–179.

[43] Adabi S, et al. Textural analysis of optical coherence tomography skin images: Quantitative differentiation between healthy and cancerous tissues. *Progress in Biomedical Optics and Imaging* 2017; 10053: 100533F.

[44] Levitz D, et al. Determination of optical scattering properties of highly–scattering media in optical coherence tomography images. *Optics Express* 2004; 12(2): 249–259.

[45] Turani Z, et al. Optical radiomic signatures derived from optical coherence tomography images improve identification of melanoma. *Cancer Research* 2019; 79(8): 2021–2030.

[46] Available from: http://omlc.org/calc/mie_calc.html.

[47] Coldiron B and Ratnarathorn M. Scope of physician procedures independently billed by mid–level providers in the office setting. *JAMA Dermatology* 2014; 150(11): 1153–1159.

[48] Schmitt JM, et al. Optical–coherence tomography of a dense tissue: Statistics of attenuation and backscattering. *Physics in Medicine and Biology* 1994; 39(10): 1705.

[49] Adegun OK, et al. Quantitative analysis of optical coherence tomography and histopathology images of normal and dysplastic oral mucosal tissues. *Lasers in Medical Science* 2012; 27(4): 795–804.

[50] Kubo T, et al. Plaque and thrombus evaluation by optical coherence tomography. *The International Journal of Cardiovascular Imaging* 2011; 27(2): 289–298.

[51] Zhang Q, et al. Quantitative analysis of rectal cancer by spectral domain optical coherence tomography. *Physics in Medicine & Biology* 2012; 57(16): 5235.

[52] Avanaki MR, et al. Quantitative evaluation of scattering in optical coherence tomography skin images using the extended huygens–fresnel theorem. *Applied Optics* 2013; 52(8): 1574–1580.

[53] Thrane L, Yura HT, and Andersen PE. Analysis of optical coherence tomography systems based on the extended huygens–fresnel principle. *JOSA A* 2000; 17(3): 484–490.

[54] Yura HT, Thrane L, and Andersen PE. Closed–form solution for the Wigner phase–space distribution function for diffuse reflection and small–angle scattering in a random medium. *JOSA A* 2000; 17(12): 2464–2474.

第二篇
新生皮肤医学

Regenerative Cutaneous Medicine

第 5 章　3D 生物打印实现人类毛囊重建

Regeneration of Human Hair Follicles by 3-D Bioprinting

Lawrence S. Chan　著

石祥广　译　　刘庆梅　校

一、概述

（一）生物打印定义

在我们详细讨论 3D 生物打印作为一种新生医学方法之前，我们需要对 3D 生物打印有一个明确的定义。但即使在此之前，我们也应该首先澄清什么是 3D 打印。《韦氏词典》将 3D 打印定义为"按照规范，根据以电子形式存储和显示的规格作为数字模型，通过沉积材料层（如塑料）来制造固体物体"[1]。在工业术语中，它也被称为"增材制造"。虽然 3D 打印已经在工业上使用有一段时间了，但 3D 生物打印是一个相对来说新兴的技术，截至 2020 年 4 月[1]，这个术语在《韦氏词典》中还找不到。2018 年的一份生物医学出版物说明了这个情况。

生物打印是新生医学中的一个新兴领域。制造充满细胞的 3D 结构来模拟人体组织，不仅在组织工程中具有重要作用，而且在药物递送和癌症研究中也有重要作用。生物打印可以为组织工程支架的制造提供患者特定的空间几何结构、可控的微结构和不同细胞类型的定位[2]。

换句话说，3D 生物打印是工业 3D 打印的生物对应物，制造生物兼容的实体组织，模拟自然生物组织的功能。虽然从表面上看，3D 打印和 3D 生物打印之间似乎只有微小区别，但实际上差别是非常大的，因为一个是无生命的产品，另一个是活的组织。因此，生物打印过程最大的挑战是如何在"打印"过程中保持细胞存活，以及保证细胞和如何以模仿自然的方式将活细胞与其他基本生物成分分层，从而使成品真正提供一个生活环境和生物兼容的功能。如果没有一个可行的功能性，生物工程组织就根本无法恢复我们所寻求的生物功能。本章将对生物工程化的人类毛囊进行讨论。首先，描述三种生物打印制造方法：基于喷墨、基于挤压和基于激光。其次，讨论了市场对生物工程毛发的需求，然后一步步地介绍一个成功的人体毛囊雏形。最后，讨论了使这种毛囊成为成功的商业产品所需的额外工作。

（二）基于喷墨的方法

第一种用于生物打印的方法是基于喷墨的技术，它利用专门适用于打印生物材料（生物墨水）的市售喷墨打印机，通过开发装载细胞的水凝胶解决了最初的样品干燥问题。简而言之，喷墨生物打印将预先准备的细胞和生物材料组合成理想的液滴形态，然后通过热过程或压电过程，用微型喷嘴将这些流体混合物喷射到支架平台上。第一个过程依靠热诱导的气泡成核来推动生物墨水通过微型喷嘴，第二个过程利用一个制动器产生声波来推动生物墨水通过微型喷嘴。虽然加热过程中加热元件的温度可高达 3000℃，但短加热时间的局部效应不会导致显著的细胞损伤。喷墨生物打印机具有出色的分辨率（高达 50μm）、速度快、成本低、细胞活力出色和可用性广泛等优点，但也存在液滴方向性低和细胞封装不可靠的缺点。另外，压电工艺的缺点之一是其对高浓度或高黏度生物墨水具有一定的操作限制[2]。

（三）基于挤压的方法

基于挤压的生物打印也是以一种利用微型喷嘴在支架平台上铺放生物墨水的类似方法。生物墨水的挤压是一种利用空气（气动）或机械（活塞）压力的压力驱动过程。这种方法的优点是能够打印具有高细胞密度的材料。这种方法的局限性在于分辨率相对较低，只有约 100μm，不适合需要应用小孔径（＜10mm）的生物打印，缺乏细胞定位的能力，挤压压力可能改变细胞形态和功能，以及在高黏性水凝胶条件下诱导细胞凋亡的可能性。后者的局限性是由于越高的黏度会引起越大的剪切应力，这与细胞凋亡活性直接相关[2]。

（四）基于激光的方法

第三种生物打印方法，也称为立体光刻，基于光能聚合原理，通常来自紫外光或可见光，分辨率为 5～300μm。与前面讨论的两种方法不同，这种方法是一种无喷嘴的技术。将一层流体单体生物墨水装载到支架平台后，利用光能诱导平台加载的生物墨水聚合，然后将平台降低，接受下一层生物墨水。这个过程一直持续下去，直到所有层的生物墨水都被加载和聚合。由于这是一个光聚合过程，它需要一种光敏化学物质（光引发剂）来诱导聚合，也就是说，使聚合物对光产生光敏反应。两种常用且毒性最小的光引发剂是"伊红 Y"（在可见光波长 400～700nm 处形成聚合物）和"Irgacure2959"（紫外波长处的交联单体）。这种基于激光的方法的主要优点是完全消除了由喷嘴技术引起的压力和剪切应力的负面影响，具有良好的分辨率、速度和精度，对生物墨水黏度没有限制。这种方法不理想的方面是光敏剂有潜在毒性，以及一旦所选择的光源是紫外光，可能造成潜在突变效应。由于伊红 Y 已被证明毒性较小，可见光不太可能引起细胞突变，所以目前基于激光方法的发展趋势是利用伊红 Y 和其他的可见光光引发剂，同时也正在寻找一种无须光引发剂的研究方法。激光辅助的方法将在其他地方进行更详细的讨论[2]。

二、需求分析

任何想要开发新产品系列的企业都必须做分析，以确定新产品的可行性。上市前研究的常用方法之一被称为"SWOT"（优势、劣势、机会和威胁）分析[3, 4]。显而易见，一个有潜力的、能符合未满足需求的产品将比市场上已经饱和的商品有更大的机会获得成功。因此，现在将分析制造人类毛囊的需求。

脱发是一个影响许多患者的皮肤问题。虽然它不危及生命，但它会显著影响患者的社会功能和心理健康。脱发有很多类型，有些是基因决定的，另一些是免疫介导的、炎症促发的或自身免疫导致的[5]。遗传决定的毛发稀少，通常被称为男性或女性型脱发（雄激素性秃发），是皮肤科医生最常见的慢性问题之一[6, 7]。由自身免疫性介导的脱发类型包括斑秃（一种斑片状形式的脱发）和累及范围最广的全秃和普秃。毛囊"免疫豁免"的丧失被认为是导致斑秃发生发展的诱因[8]。雄激素性秃发和斑秃为最常见的非瘢痕性秃发疾病，其毛囊完整，特征为不断进展的毛囊微小化，无法形成高质量的终毛。其他容易导致瘢痕形成的炎症性秃发包括毛发扁平苔藓、前额纤维化性秃发、狼疮性秃发、项部瘢痕疙瘩性痤疮、中央离心性瘢痕性秃发、Brocq 假性斑秃、秃发性毛囊炎、分割性蜂窝织炎和头皮上 Brunsting-Perry 瘢痕性类天疱疮[9, 10]。药物治疗可以帮助某些类型的患者不同程度地恢复改善脱发，但无法帮助已形成瘢痕的秃发患者恢复。

由于某些形式的脱发往往会在年轻人一生中求爱的重要时期影响他们，因此对患者的负面心理影响可能是非常深远的。全球伤残调整生命年数（disability-adjusted life year，DALY）是一个衡量疾病负担的术语，仅针对斑秃，2010 年 DALY 为 1 332 800，患者有抑郁、焦虑和其他心理疾病并存的风险[11]。据估计，斑秃的年发病率为 20 例 /10 万人，终生发病率为 2%，占所有类型脱发的 25%[12-14]。一项对 200 名雄激素性秃发患者的生活质量研究显示，这些患者皮肤病生活质量指数（dermatology life quality index，DLQI）平均得分为13.52（最高得分为 30），表明脱发成为重要的影响生活质量的问题[7]。显而易见，脱发对女性患者的负面影响大于男性患者[15]。美国著名女演员 Joan Crawford 生动地阐述了毛发对生活质量的重要性："当然，除了天赋以外，我认为一位女性最需要拥有的就是她的发型师[16]。"可以说，从对患者心理健康的高度负面影响的角度来看，脱发应被视为一种疾病，而不是一种美容问题[8]。

超过 50% 的 50 岁以上的男性和 13% 的绝经前女性患有雄激素性秃发，现有的治疗方法包括药物和外科治疗[10, 17]。药物治疗包括局部外用米诺地尔溶液，确实具有一定疗效，但维持疗效需要持续终身治疗[17]。事实上，中断治疗仍将会导致大量脱发，并迅速达到停止药物治疗时遗传所决定的水平。口服抗雄激素药物（非那雄胺）可用于一些患者，但其具有潜在的不良反应，从性功能障碍到高级别的前列腺癌均有发生[18]。局部外用非那雄胺在一些临床研究中显示出一定疗效[18]。在外科手术方面，毛发移植术可以帮助患者将毛发从优势供区移植到秃发部位，但手术不会导致毛发总数的净增加，仅是一种将毛发从正常部位重新分配到秃发区域的方法[19]。

对于自身免疫引起的斑秃患者，患病率在 0.1%～0.2%，目前的主要治疗方案是糖皮质激素[8, 10]。对于小斑片型斑秃，通常使用皮损内注射糖皮质激素，一般间隔期为 1 个月[8]。然而，对于那些患有更泛发的自身免疫性脱发（全秃和普秃）患者，由于累及面积大，皮损内注射糖皮质激素不可行。虽然系统使用糖皮质激素可能为这些全身性自身免疫性脱发患者提供短期解决方案，但考虑到激素引起的严重不良反应，如白内障、高血压、高血糖、糖尿病、骨质疏松/骨折、胃肠道出血、心肌梗死和免疫抑制，长期系统使用糖皮质激素对患者不利。此外，接受药物治疗的患者及其家属也有巨大的经济成本[20]。另外，系统性免疫抑制药（如霉酚酸酯）的使用是一种选择，但长期使用可能存在严重不良反应，如机会性感染、进行性多灶性脑白质病变、恶性肿瘤和慢性肠病，并且一旦免疫抑制治疗停止就有可能复发[21, 22]。所有治疗方法的失败率均很高[8]。

如前所述，由于潜在的炎症过程，瘢痕性秃发患者头皮中的毛囊已被永久破坏并被纤维组织所替代，目前尚无有效的药物治疗来逆转瘢痕性秃发。药物治疗只是为了防止进一步的炎症引起更广泛的脱发，但不能恢复已经脱落的毛发。一般来说，药物治疗只能防止这些患者产生新的瘢痕，通常不会达到理想的结果[10]。

因此，出于以上这些原因，我们需要更好的毛发修复治疗方案。如果生物打印毛囊能够提供一种毛发新生的方法，将对各种类型脱发患者产生积极的影响。

三、技术：创建人类毛囊结构

在描述了对生物工程毛发的需求后，接下来将描述创建人类毛囊结构的细节，以确保医生们对此有完整的理解，提升使用这种技术的信心[23]。设计创建一个毛囊是一项艰巨的工作。不仅需要在生物墨水（生物打印材料）中含有适当的细胞，还需要了解毛囊形成、毛发生长和周期变化的分子机制，因为我们需要将液体培养基中的细胞转化为固体、独特的 3D 纵向、圆柱状结构，并确保具有毛发生长潜能的成品结构。

（一）已知的关键步骤

在成功构建生物打印毛囊之前，研究人员首先描述了一些对功能性毛囊的形成至关重要的关键过程。首先，他们了解到一种特殊的间充质细胞，被称为毛乳头细胞，对毛囊的形态发生和周期变化至关重要。此外，他们还认识到表皮成分与间充质成分之间的相互作用及细胞与基质之间的相互作用是毛囊形态构建的关键[24]。此外，利用系统生物学方法，这些研究人员能够识别和表征几个主调控基因，可以利用其恢复毛乳头细胞的毛发诱导转录特征。他们还发现，血管系统对移植的生物打印结构体在组织内存活也至关重要。

（二）真皮结构的构建

生物打印过程是一种基于激光的、无喷嘴的方法，使用一种 Objet24 3D 打印机进行，该打印机配备了六孔板跨孔插件和一种紫外线固化材料 VeroWhite（Stratasys，Los Angeles，California）。研究人员利用含有毛囊形状延伸的微加工塑料模具，其长度、直径和密度可调节，进行 3D 打印，以控制毛发结构中细胞的空间排列。真皮基底的生物墨水含有胶原蛋白凝胶和人包皮来源的真皮成纤维细胞（4ml 1.25×10^5/ml 的成纤维细胞包被于 I 型胶原基质中）。在 37℃条件下将真皮成分聚合 30min 后，在这些微孔上均匀接种毛乳头细胞（从成人头皮组织中分离得到，每微孔 100μl 内含 3000 个细胞），这样的真皮构建物在含 10% 胎牛血清的 DMEM 中 37℃条件下培养过夜（总共每毫升有 700 万毛乳头细胞，每平方厘米 255 个毛囊）。这一过程导致在这些微孔的底部形成聚集物。通过调整这些微孔的直径，研究人员能够精确地控制聚集的毛乳头细胞大小。此外，这些聚集物恢复了多功能蛋白聚糖（VCAN）和碱性磷酸酶的活性，但抑制了平滑肌肌动蛋白（smooth muscle actin，SMA）表达。VCAN 是一种大型硫酸软骨素蛋白聚糖，是毛乳头细胞和毛发生长潜能的标志，与年轻成人毛囊相比，其在衰老毛囊毛乳头中的表达明显降低[24, 25]。原位杂交和免疫组化研究表明，生长期（生长活跃）毛囊毛乳头的 VCAN mRNA 表达和蛋白表达均较强，在退行期（复归、生长终止、退化）和休止期（静息、静止）毛囊毛乳头表达减少[26]。这种毛发周期特异性的表达模式表明，VCAN 在诱导毛发形态发生、启动毛发新生和维持正常毛发生长中具有重要作用[27]。

（三）上皮形成

在真皮构建之后，研究人员通过在真皮结构上培养人类包皮来源角质形成细胞来诱导毛囊的分化过程。角质形成细胞（100 万个，在含有 10% 胎牛血清的 DMEM 中）沉淀并填充微孔，并在由以下因素组成的低钙表皮化培养基中孵育（在 500ml 体系中）：75ml 5×DMEM，9.75ml 碳酸氢钠，25ml 5×Ham's F12（营养混合物），10ml L- 谷氨酰胺，0.4ml 氢化可的松，1ml ITT，1ml EOP，1ml 腺嘌呤，1ml 硒，0.5ml 庆大霉素，1ml 氯化钙，1.5ml 胎牛血清，1ml 孕酮，380ml 无菌

milli-Q 超纯水 pH 为 7.0～7.2[28]。在培养 1～3 周后，这些表皮细胞吞噬了毛乳头细胞的聚集物，形成了角质形成细胞的覆盖层，这类似于毛囊样的单位。在添加角质形成细胞后，我们发现碱性磷酸酶的活性在毛囊单位基底部的毛乳头细胞中持续存在。3D 打印皮肤结构连续培养 1 周后，角质形成细胞分化为特定的毛发形态：KRT5（外毛根鞘的标志物）、AE13、AE15、KRT71（内毛根鞘的标志物）和 KRT75（毛髓质和伴生层的标志物）。进一步培养 3D 打印皮肤结构 3 周后，毛囊向下延伸至真皮，内外毛根鞘层组织更加紧密，毛囊方向从 90° 自动重新定位到 >120° 的钝角，类似于在人类皮肤上观察到的生理角度。一些毛发纤维也开始出现在表面，这表明即使在体外条件下，毛发的生长也能获得早期成功。

（四）基因重编程

为了提高 3D 打印皮肤结构中毛囊诱导的效率，研究人员利用了他们对毛乳头细胞毛发诱导信号至关重要的主调控基因的先验知识。具体而言，他们发现这些主调控基因之一淋巴增强子结合因子 1（Lef-1）的过表达可能导致特定毛发谱系基因表达的显著增加，其中包括 KRT17、KRT71、KRT25 和 KRT75。研究人员进行了以下转染，将培养到第 3 代的毛乳头细胞以每孔 100 000 个细胞的密度接种在六孔板中，并培养过夜。然后用质粒 pBABEpuro Lef-1（#27023，Addgene，Cambridge，Massachusetts）和 pCMV3-FLI1（HG14507-UT，Sino Biological，Beijing，China）在 Lipofectamine P3000 转染试剂（ThermoFisher Scientific，250μl 试剂，含 2.5μg DNA）进行转染过夜。最终，在毛乳头细胞中 Lef-1 的过表达大大提高了毛囊诱导标志物的成功率，从 19% 提高到 70%。

（五）毛囊血管形成

在了解到没有血管化的 3D 打印皮肤结构会导致在体内坏死和毛发无法生长，这些研究人员开始进行血管化研究。他们在含有人脐静脉内皮细胞（每毫升 200 万细胞，Angio Proteomie，Boston，Massachusetts）和真皮成纤维细胞的细胞培养基中，以 16∶1 的比例，与添加生长因子（Lonza，Portsmouth，New Hampshire）的内皮细胞生长培养基（EGM，Angio Proteomie）共培养皮肤构建物 3 天。这一过程促成了在靠近毛囊的真皮结构中自发的毛细血管形成。随后将血管化的 3D 打印皮肤结构移植到免疫缺陷小鼠上，显示移植物中存在宿主血管，通过 GSIB4［Griffonia simplicifolia isolectin B4（小鼠血管标志物），ThermoFisher Scientific］对移植物内的一些血管进行免疫标记得到证实。此外，还观察到新的人血管管腔形成。

（六）体内研究

为了确认生物工程化毛囊的真正临床用途，研究人员将这些生物打印的毛囊以每平方厘米 255 个毛囊的高浓度移植到免疫缺陷无胸腺裸鼠（Charles River，Wilmington，Massachusetts），以符合人类头皮中的毛囊密度。在移植之前，用 EGM-2 和表皮化培养基两种培养基的 1∶1 混合物培养生物工程构建物 1 天。首先从小鼠的背侧前后中线表面取出一块皮肤（0.8cm²），然后将生物工程构建物放置到植入的硅胶腔室（直径 1cm，高度 1cm）。每天在腔室中加入表皮化培养基，持续 5 天，取出腔室，将工程构建物缝合到小鼠身上，用绷带固定，直至移植物存活。移植 4～5 周后，在这些移植物中观察到大量的毛发生长；接受移植物的 7 只小鼠中有 4 只成功地长出了人类的毛发。免疫组织学检查显示，这些成功移植的毛囊确实含有分化的人角质形成细胞（通过 K71 免疫标记表明）和人毛乳头细胞（通过 VCAN 免疫标记证实）。有趣的是，真皮鞘的缺失（SMAα 免疫标记阴性证实）并没有阻碍毛发生长，这表明角质形成细胞和毛乳头细胞的结合足以创造毛囊的重新生长。在明亮视野显微镜下，生物工程毛发纤维在形态上与人类终毛相似，直径介于人终毛和毳毛之间。为了确保生长在移植区域内的毛发是人类来源的，从激光捕获显微切割中提取的 mRNA 用人类特异性引物对其进行了 RT-PCR 检测，证实为人源性。

（七）本项研究的结论

研究人员得出的结论是，他们构建的人类毛囊皮肤仿生方法为生物工程的一项突破，可能很快能为皮肤新生，特别是为毛发新生医学铺平道路。图 5-1 描述了生物打印的人类毛囊的制作方案。

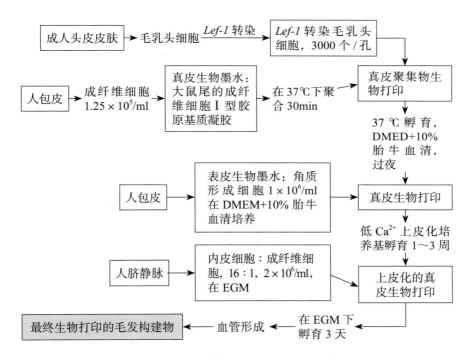

▲ 图 5-1　生物打印创建人类毛囊过程

DMEM. Dulbecco 改良 Eagle 培养基；EGM. 内皮细胞培养基；*Lef-1*. 淋巴增强子结合因子 1（主调控基因）

四、待解决的问题

本部分阐述了成功创建人类毛囊结构的细节，这对脱发患者来说是个好消息。然而，在它成为一个成功的商业产品来帮助患者进行毛发新生之前，还有很多待解决的问题。

（一）患者选择

为了成功地利用生物打印的毛囊结构来新生毛发，适当的患者选择也是一个关键。仅仅提供一个存活的毛囊结构是不够的，另一个需要考虑的关键因素是宿主环境。例如，如果这些生物工程化毛囊要用于瘢痕性秃发患者，我们是否需要知道受者的瘢痕头皮有无适当的基质环境和血管系统来接受这种结构并成功地维持毛发的生长？对于雄激素性秃发的患者，是否需要在植入生物工程化毛囊的同时进行抗雄激素治疗，以长期维持这些生物打印的毛囊？对于自身免疫介导的脱发患者，我们如何确保对宿主毛囊的免疫反应不会对移植的生物打印毛囊造成同样的损伤？这类患者是否适合进行生物打印的毛发移植？因此，我们需要更多的研究来回答这些关键问题。

（二）毛发的颜色

到目前为止，已发表论文还没有确定毛发色素组成。相反，毛发色素又取决于毛囊毛球区域的黑素细胞类型[29]。因此，适合预期毛发颜色的黑素细胞未来需要被纳入生物打印的毛囊结构中，需要为不同毛发着色需求的患者提供半定制的特定毛发着色的生物打印毛囊。

（三）附件结构（附属器）

位于真皮基质中的毛囊被许多附件结构包围，毛囊与这些结构的相互作用可能在人类毛囊的新生和维持毛囊中起重要作用。其中一种结构就是立毛肌，其附着于毛囊的隆突区，已知它的功能是收缩毛发（或起鸡皮疙瘩），以应对低温或特定的情绪状态。近年来，研究指出它们可能在维持毛囊的完整性和稳定性方面发挥作用，因此它们在"生物打印"毛囊中的存在将是另一个重要的考虑因素[30]。事实上，这种立毛肌，与毛囊和皮脂腺一起，形成了一种被称为毛囊皮脂腺单位的真皮结构。支持立毛肌有促毛发稳定功能的一个间接证据是在雄激素性秃发中立毛肌没有附着在毳毛毛囊上。皮脂腺本身也通过提供一种油性物质来防止毛发干燥以促进毛囊的完整性，而立毛肌被认为参与了这一分泌过程[30]。

（四）免疫排斥的风险

当人体接受外来植入物，无论是移植的心脏、肾或毛发，免疫系统都会发出警报，并尽力排斥移植物。这仅仅是因为我们的免疫系统是以这种方式设计的，可以抵御入侵的病原体，这些植入物可以被我们的免疫细胞识别为入侵者。毛囊被认为是具有"免疫豁免"的部位[31]，我们需要核查移植的"生物打印"毛发是否会打破这种豁免，导致自身免疫性排斥反应，就像在斑秃中发生的那样[8]。对于斑秃而言，这种免疫排斥的可能性尤其难以应对，因为斑秃本身是一种针对毛囊的自身免疫性疾病。

五、结论

本章描述了毛发新生医学向前迈出的一大步。人类的毛囊现可在实验室环境中生成，并能够在动物模型上新生毛发。尽管还有其他问题有待解决，但是这种新生的毛囊可能对各种类型的脱发患者均有很大的好处。

参考文献

[1] [3D PRINTING] 3D Printing. Definition of 3D printing. Merriam–Webster. [www. merriam–webster. com/dictionary/3D%20printing] Accessed April 27, 2020.

[2] Kacarevic ZP, Rider PM, Alkildani S, et al. An introduction to 3D bioprinting: Possibilities, challenges and future aspects. *Materials (Basel)* 2018; 11(11): 2199. Doi: 10.2290/ma11112199.

[3] Chan LS and Srivastava SS. Invention and Innovation. In: Chan LS and Tang WC. Eds. *Engineering-Medicine: Principles and Applications of Engineering in Medicine.* CRC Press, Boca Raton, FL, 2019; pp. 51–65.

[4] Schooley S. SWOT analysis: What it is and when to use it. *Business News Daily.* June 23, 2019.

[5] Marks DH, Penzi LR, Ibler E, et al. The medical and psychosocial associations of alopecia: Recognizing hair loss as more than a cosmetic concern. *Am J Clin Dermatol* 2019; 20(2): 195–200. Doi: 10.1007/s40257–018– 0405– 2.

[6] Varothai S and Bergfeld WF. Androgenetic alopecia: An evidence–based treatment update. *Am J Clin Dermatol* 2014; 15(3): 217–230. Doi: 10.1007/ s40257–014– 0077– 5.

[7] Gupta S, Goyal I, and Mahendra A. Quality of life assessment in patients with androgenetic alopecia. *Int J Trichology* 2019; 11(4): 147–152. Doi: 10.4103/ijt. ijt_6_19.

[8] Pratt, CH, King LE, Messenger AG, et al. Alopecia areata. *Nat Rev Dis Primers* 2017; 3: 17011. doi. 10.1038/nrdp.2017.11.

[9] Jedlickova H, Niedermeier A, Zgazarovd S, et al. Brunsting–Perry pemphigoid of the scalp with antibodies against laminin 332. *Dermatology* 2011; 222: 193–195. Doi: 10.1159/000322842.

[10] Filbrandt R, Rufaut N, Jones L, et al. Primary cicatricial alopecia: Diagnosis and treatment. *CMAJ* 2013; 185(18): 1579–1585. Doi: 10.1503/cmaj.111570.

[11] Villasante Fricke AC and Miteva M. Epidemiology and burden of alopecia areata: A systematic review. *Clin Cosmet Investig Dermatol* 2015; 8: 397–403. Doi: 10.2147/ CCID.S53985.

[12] Safavi KH, Muller SA, Suman VJ, Moshell AN, Melton LJ., 3rd. Incidence of alopecia areata in Olmsted County, Minnesota, 1975 through 1989. *Mayo Clin Proc* 1995; 70(7): 628–633.

[13] McMichael AJ, Pearce DJ, Wasserman D, et al. Alpecia in the United States: Outpatient utilization and common prescribing patterns. *J Am Acad Dermatol* 2007; 57(2 suppl): S49–51.

[14] Mirzoyev SA, Schrum AG, Davis MD, Torgerson RR. Lifetime incidence risk of alopecia areata estimated at 2.1% by Rochester epidemiology project, 1990–2009. *J Invest Dermatol* 2014; 134: 1141–1142.

[15] Russo PM, Fino E, Mancini C, Mazzetti M, Starace M, Piraccini BM. HrQoL in hair loss–affected patients with alopecia areta, androgenetic alopecia and telogen effluvium: The role of personality traits and psychosocial anxiety. *J Eur Acad Dermatol Venereol*

2019; 33(3): 608–611. Doi: 10.1111/jdv.15327.

[16] [SALON IRIS] Quotes to inspire: The best hair quotes for hairdressers. [www.
saloniris.com/quotes–about– hair/] Accessed May 20, 2020.

[17] Olsen EA, Whiting D, Bergfeld W, et al. A multicenter, randomized, placebo-
controlled, double–blind clinical trial of a novel formulation of 5% minoxidil
topical foam versus placebo in the treatment of androgenetic alopecia in men. *J Am
Acad Dermatol* 2007; 57(5): 767–774. Doi: 10.1016/j.jaad.2007.04.012.

[18] Lee SW, Juhasz M, Mobasher P, et al. A systemic review of topical finasteride in
the treatment of androgenetic alopecia in men and women. *J Drugs Dermatol* 2018;
17(4): 457–463.

[19] Lam SM. *Hair Transplant 360: Advances, Techniques, Business Development, and
Global Perspectives.* 1st Ed. Jaypee Hights Medical Publishing, New Delhi, India,
2014.

[20] Rice JB, White AG, Scarpati LM, et al. Long–term systemic corticosteroid
exposure: A systematic literature review. *Clin Ther* 2017; 39(11): 2216–2229. Doi:
10.1016/j.clinthera.2017.09.011.

[21] Orvis AK, Wesson SK, Breza TS, et al. Mycophenolate mofetil in dermatology. *J Am Acad
Dermatol* 2009; 60(2): 183–199. Doi: 10.1016/j.jaad.08.049.

[22] Marietta EV, Cartee A, Rishi A, et al. Drug–induced enteropathy. *Dig Dis* 2015;
33(2): 215–220. Doi: 10.1159/000370205.

[23] Abaci, HE, Coffman A, Doucet Y, et al. Tissue engineering of human hair follicles using
a biomimetic developmental approach. *Nature Communication* 2018;9. 5301. Doi:
10.1038/s41467–018– 07579– y.

[24] Kishimoto J, Ehama R, Wu L, et al. Selective activation of the versican promoter by
epithelial–mesenchymal interactions during hair follicle development. *Proc Natel
Acad Sci USA* 1999; 96(13): 7336–7341. Doi: 10.1073/pnas.96.13.7336.

[25] Jo SJ, Kim JY, Jang S, et al. Decrease of versican levels in the follicular dermal
papilla is a remarkable aging–associated change of human hair follicles. *J Dermatol
Sci* 2016; 84(3): 354–357. Doi: 10.1016/j.jdermsci.2016.09.014.

[26] Oh JW, Kloepper J, Langan EA, et al. A guide to studying human hair follicle cycle
in vivo. *J Invest Dermatol* 2016; 136(1): 34–44. Doi: 10.1038/JID.2015.354.

[27] Soma T, Tajima M, and Kishimoto J. Hair cycle–specific expression of versican
in human hair follicles. *J Dermatol Sci* 2005; 39: 147–154. Doi: 10.1016/j.
jdermsci.2005.03.010.

[28] Gangatirkar P, Paquet-Fifield S, Li A, et al. Establishment of 3D organotypic cultures using human neonatal epidermal cells. *Nat. Protoc* 2007; 2: 178–186. Doi: 10.1038/nprot.2006.448.

[29] Lin JY and Fisher DE. Melanocyte biology and skin pigmentation. *Nature* 2007;445. 843–850. https://doi.org/10.1038/nature05660.

[30] Torkamani N, Rufaut NW, Jones L, et al. Beyond goosebumps: Does the arrector pili muscle have a role in hair loss? *Int J Trichology* 2014; 6(3): 88–94. Doi: 10.4103/0974–7753.139077.

[31] Ito T, Ito N, Bettermann A, et al. Collapse and restoration of MHC class–I–dependent privilege exploiting the human hair follicle as a model. *Am J Pathol* 2004; 164(2): 623–634. Doi: 10.1016/S0002–9440(10)63151–3.

第6章 3D 生物打印新生人全厚皮肤

Regeneration of Full-Thickness Human Skin by 3-D Bioprinting

Lawrence S. Chan　著

龚轶一　译　　张　悦　校

一、概述

3D 生物打印的定义和技术细节在先前的章节已经介绍。简单回顾一下，3D 生物打印是利用具有功能和生物相容性的材料来制备产品以修复机体相关生物学功能。一份学术著作的作者将它如此描述："3D 生物打印这门技术构建层次分明的细胞层、生物支架材料及某些生长因子，以获得具有多种用途的、具有生物学功能的组织。"一份学术出版物的作者这样说："这种技术被称为 3D 生物打印技术，涉及细胞、生物支架和生长因子的精确分层，目标是创建用于各种用途的生物相同组织[1]。"在本章中，我们将重点讨论人类皮肤等效物的制造。

皮肤组织对于人类生存的重要性是不言而喻的，作为人体最大的器官，它首先起着重要的屏障功能[2, 3]。通过物理屏障，其将人体必需的成分保留其中，而将其余的挡在其外。每时每刻，人体都受到外界环境不利因素的干扰，如微生物、刺激物、过敏源等，有个比较经典的例子是，当皮肤中编码丝聚蛋白的基因发生突变时，其皮肤屏障受损，使得外界刺激能够非常容易地穿过屏障，引起皮肤慢性炎症，临床上称之为特应性皮炎[2]。此外，皮肤屏障还起着将水和电解质保留在人体内的作用。如果失去了皮肤屏障的保护，水及电解质的丢失和感染将危及人的生命。例如，敲除 claudin-1（密封蛋白 -1），皮肤的保水功能受损，通过表皮持续的水分丢失，从而导致动物死亡[4]。另外一个作为皮肤屏障的重要功能但易忽视的是体温调节。当我们的机体由于内外因素导致体温升高，皮肤将通过出汗来维持体温稳定。同样，临床上有种称为"无汗性外胚层发育不良"的疾病，患者通常会有牙齿、汗腺、毛发发育异常，所以失去了排汗和体温调节的功能[5, 6]。另外值得一提的是，皮肤还有重要的社交功能，意大利文艺巨匠米开朗基罗曾道："如果不能意识到足之美胜于鞋，肤之美胜于衣，其灵魂必定是空洞无物的[7]。"

皮肤最重要的功能是提供了人体免疫屏障。皮肤上有重要的共生菌群以防御致病菌入侵，而这种"友菌"的消失会导致致病菌的增殖，从而引发慢性炎症性皮肤病[2]。此外，人类皮肤还分泌一些抗菌肽，如β-防御素和组织蛋白酶抑制素，这些都有强效的抗菌作用，这些生物肽缺失将会诱发严重的甚至危及生命的感染[2]。此外，人类皮肤中还存在大量的免疫细胞，如抗原呈递细胞和T细胞，这些细胞一直监视着皮肤环境，随时抵御致病原入侵[3]。在下文中，首先讨论构建工程化皮肤"等效物"的基本原理，接下来详细介绍如何将其进行生物打印的过程，注意"等效物"这个词，它可以用"替代物""移植物""产品""构建物"等词相互替代。

二、需求分析

在描述了皮肤的基本保护功能后，我们现在介绍构建人类皮肤的基本原理。

（一）急性烧伤患者的创面覆盖

皮肤烧伤是急诊重症，可发生在房屋失火、电击伤、化学腐蚀、辐射、车祸、各种工伤之后，烧伤往往会引起大面积的皮肤缺失[8]。此外，大面积的皮肤缺失也发生在一些皮肤疾病中，如由感染或药物诱发的中毒性大疱表皮松解症，它的危害性不亚于烧伤。实际上，中毒性大疱表皮松解症的患者通常会转至烧伤病房进行治疗[9, 10]。根据美国烧伤协会的数据，每年有接近 40 万人因为烧伤住院，其中 30 万人在 128 个烧伤中心中的其中一个接受治疗[11]。当医疗单位接诊这些患者时，其中一个重要的治疗措施是覆盖这些创面，以防止水 / 电解质的大量丢失、低温和严重感染[8]。生物工程的皮肤能够提供临时甚至永久性的创面覆盖，从而提高患者的生存率和生活质量[12]。

（二）慢性创面的治疗材料

慢性创面愈合一直是医学上的难题，尤其是对于老年人，一直保持着高发病率和致死率[13]。根据伤口愈合协会的数据统计，在美国大约有 650 万人受此病及伤口愈合不良、瘢痕及粘连等疾病困扰。这些问题在老年人中尤其突出，因为他们普遍还伴有糖尿病、慢性静脉功能不全和动脉粥样硬化等慢性病[13, 14]。在美国，用于慢性伤口的护理每年需要花费掉 100 亿美元。角质形成细胞、成纤维细胞、流态的纤维蛋白基质可以极大地促进创面愈合，因此将这些固体形式的细胞产品组成的工程化皮肤将对创面愈合起到更好的治疗效果[13]。

（三）皮肤病研究的可行模型

由于使用活体动物来进行皮肤病研究存在一定的局限性和伦理问题，生物工程化的皮肤被认为是皮肤病建模的潜在替代品[15, 16]。一个由终末分化表皮细胞层联合来源于成纤维细胞分泌基质的真皮结构形成的 3D 人源化皮肤等效物，已经成为很好的研究黑色素瘤侵袭的模型[17]。除了表皮和成纤维细胞基质之外，含有血管系统的 3D 生物打印皮肤结构将为疾病研究提供更完善、更自然的模型，尤其是在癌症机制的研究中[18]。

（四）药物转运的研究平台

生物技术的最新进展使得构建含有复杂皮肤结构（如附属器、血管、神经、毛囊、色素和免疫细胞、真皮等成分）的产品成为现实，这种生物工程的皮肤结构可以使制药公司在药物转运研究中节省时间和资源。另外，还节省了实验动物的使用[15, 16, 18]。

三、技术：制作 3D 生物打印皮肤

生物工程皮肤构建主要利用静电纺丝和 3D 生物打印两种方式[19]。在接下来的章节中，我们将根据 2020 年发表的一篇文章来描述血管化可灌注真皮的 3D 生物打印全层人类皮肤的详细过程[20]。

（一）血管化灌注真皮：基本原理和细胞组成

以往，皮肤移植物为伤口提供临时性覆盖。这些覆盖伤口的移植物虽然有助于防止皮肤感染，但对于创面愈合的疗效甚微。临时性覆盖的缺点是，一旦患者合并慢性疾病，如糖尿病、心血管功能不全等，他们的创面上皮化功能会受阻。Apligraf 是目前已经上市的皮肤科产品之一，它也存在这类缺陷，很可能是因为它没有真皮内血管结构。为了构建一种能够可以永久融入皮肤的移植物，研究人员已经开发出一种新的方法，即将四种人类皮肤细胞（角质形成细胞、成纤维细胞、内皮细胞、周细胞）进行 3D 生物打印，其中内皮细胞的功能是组成血管的内膜，而周细胞位于毛细血管前小动脉、毛细血管、毛细血管后小静脉的外壁，它可被生长因子受体 PDGFRβ 和蛋白聚糖 NG2（PDGF 的共受体）的抗体标记，具有收缩功能来控制血流[21]。研究人员成功打印出了血管化的皮肤替代品[20]，下文将详细介绍这些研究人员所使用的设备、生物材料和生物打印过程，并讨论其在体内和体外研究中的应用。

（二）生物打印过程

生物打印采用市售的 BioX 打印机（CELLINK Life Science，Brighton，UK），技术说明如下：无菌的 30G 不锈钢钝针。这个过程被分为两层，第一层"生物墨水"层，由三种人源细胞（成纤维细胞、周细胞、内皮细胞）混合并悬浮在鼠尾 I 型胶原中。成纤维细胞来自人包皮，周细胞来自胎盘，内皮细胞来源于脐血内皮细胞克隆集落。在早期研究中，研究人员发现周细胞与其他细胞的比例会影响胶原的收缩。在体外实验中发现不引起胶原收缩的方式，这三者之间的最佳比例是 7×10^5/ml 成纤维细胞、7×10^5/ml 内皮细胞、3.5×10^5/ml 周细胞混合在 2.2ml 3.5mg/ml 的鼠尾 I 型胶原中（Corning，Glendale，Arizona），培养液为 150μl 胎牛血清（R&D Systems，Minneapolis，Minnesota）、290μl 10XpH 重组缓冲液（0.05mol/L NaOH，2.2%NaHCO$_3$，200mmol/L HEPES）、290ml 10XHAMP-F12 培养液（Gibco/Thermo Fisher Scientific，Waltham，Massachusetts），保存在 4℃冰箱，防止其凝胶化。第一层打印出来的生物打印真皮具有以下特殊参数：2.9ml 真皮生物墨水，分辨率为 300μm，6psi（约 41.4kPa）气压放置在 3μm 六孔板的顶部。真皮成分的生物打印在 4℃、50kPa 的条件下进行 205s。打印完成后，构建好的组织放入 EMG2 培养液（Lonza，Portsmouth，New Hampshire）中培养以完成内皮网络结构的自组装。研究人员发现，EMG2 培养液在内皮组装过程中是必不可少的。

第一层"生物墨水"层打印结束后，第二层包括人类包皮来源的角质形成细胞（2×10^6/ml），在 1:1 角质形成细胞培养液（Lonza）和皮肤分化培养液中打印，形成表皮层，具体参数如下：500μl 生物墨水，300μm 分辨率，2.5psi（约 17.2 kPa）气压，放置在 3D 真皮结构之上。皮肤分化培养液的成分为：DEM/HAM's F-12（3:1）、10% 胎牛血清、0.1nmol/L 胆耳毒素（Sigma，St. Louis，Missouri）、0.4μg/ml 氢化可的松 –21（Sigma）、5μg/ml 胰岛素（Sigma）、5μg/ml 外转铁蛋白（Sigma）、0.5ng/ml 表皮生长因子（Peprotech，Cranbury，New Jersey）。表皮部分生物打印使用无菌的 32G 不锈钢钝针在 35kPa 的挤压力达到 54s 后完成（第 4 天）。

（三）打印后期程序

在"真皮"和"表皮"打印完成后，将 1ml 的表皮生物墨水（不含角质形成细胞）加入六孔板底部，在 37℃孵育 24h。弃去培养液，用 100% 皮肤分化培养液培养 4 天，将构建物植入裸鼠中进行体内研究。

图 6-1 描述生物打印皮肤过程。

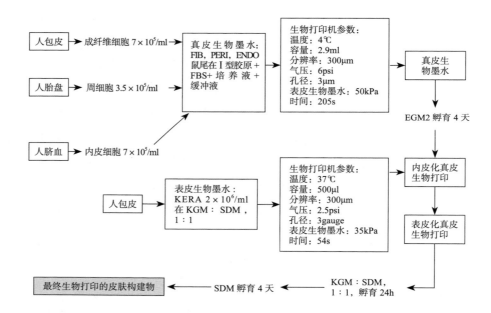

▲ 图 6-1　生物打印皮肤的流程

PERI. 周细胞；ENDO. 内皮细胞；KERA. 角质形成细胞；FBS. 胎牛血清；KGM. 角质形成细胞生长因子；SDM. 皮肤分化培养；EGM. 内皮细胞培养液

（四）组织形态学的体外验证

生物打印产品从第 4 天开始在气液界面上培养，以促进组织成熟。在 30 天时的组织学和免疫组化显示，成纤维细胞在"真皮"层（第一层"生物墨水"层）大量成熟，角质形成细胞组织在"表皮"层间隔（第二层"生物墨水"层）基本成熟。"表皮"层显示了多层角质形成细胞的形成，通过丝聚蛋白（角质层的标记）、细胞角蛋白14（基底细胞层的标记）、细胞角蛋白10（基底上层的标记）和Ⅳ型胶原（皮肤基底膜的标记）的存在提示组织形成"表皮"屏障。关于表皮成熟的观察结果是组织具有良好的立方体基底细胞黏附在基底膜上。在生物层的真皮侧，内皮细胞和周细胞组织形成相互连接的微血管网络。早在打印后的第10天，在"真皮"间隔中就观察到人类CD31⁺（内皮细胞的标志物）血管样结构的存在。

（五）结构和功能的体内验证

为了验证生物打印产品的生物学相容性，将皮肤移植物植入裸鼠背部以验证其和宿主的组织学相容性。在无菌条件下，取出裸鼠背部的一块皮肤，将同样大小的构建物缝合补上。植入2周后，血管结构形成（用UEA-1染色证实），移植物上的细胞角蛋白10和细胞角蛋白14显著表达证实表皮成熟。在移植后4周，免疫组化染色显示血管形成（通过CD31染色）、宿主的微血管浸润（通过GSL-B4+染色，小鼠内皮细胞的标记）和表皮成熟（通过人总黏蛋白+、层粘连蛋白5+染色和表皮突样结构形成证实）。有趣的是，在皮肤"生物墨水"中包含的周细胞增强了工程皮肤移植物的成熟和厚度，这通过层粘连蛋白5和细胞角蛋白10的表达和增强及表皮突形成来证实。此外，在皮肤"生物墨水"中添加周细胞促进了宿主微血管向皮肤移植物的浸润，这通过GSL-B4的表达增加说明了这一点。

生物打印产品内部形成的微血管网络组织起来与宿主微血管相连，植入4周后，血液灌注已在生物打印皮肤移植物的微循环内建立。灌注评估如下：将稀释的荧光素UEA1（Vector Laboratories，Burlingame，California）和生理盐水溶液通过尾静脉注射到带有生物工程打印皮肤的小鼠体内。使用200μl试验溶液后，使其循环至全身，30min后处死小鼠。提取的工程皮肤移植物被分成两半，其中一半固定在 10% 的福尔马林缓冲溶液中进行石蜡包埋（用于常规组织学检查），另一半用 OCT 包埋剂包埋后进行冷冻切片（用于免疫组织学检查）。皮肤切片证实了 UAE-1 在工程皮肤移植物中的人类内皮细胞上的染色，从而证实了在生物打印皮肤内已建立了血管灌注。

（六）生物打印皮肤小结

这些研究者总结了 3D 生物打印的方法能够用活的人类的角质形成细胞、成纤维细胞、内皮细胞、周细胞来构建多层、分层并具备血管化和可灌注性的皮肤替代物。我认为，这些是目前最先进的生物工程化的人类皮肤。

四、待解决的问题

诚然，3D 生物打印人皮肤的技术振奋人心，但还有诸多细节有待完善。

（一）物理特性

在最近的生物打印皮肤中，一些皮肤的特性未被提及，如感觉、UV 保护力、皮脂分泌、排汗、温度调节等 [12, 22]。此外，如果作为永久的替代物，组织工程皮肤应该含有适量色素 [15]。同时，生物工程化的皮肤设计也不能忽视神经免疫皮肤系统的重要性，因为皮肤是一个重要的感觉器官，只有构建的皮肤中包含了神经相关组件，这个功能才能运转。另外，完备的生物工程皮肤还需要淋巴管系统和可灌注的血管系统 [15, 23, 24]，还有一些具备重要功能的附属器官，如汗腺、皮脂腺、毛囊（包括附着的立毛肌）。皮脂腺分泌的油脂对微生物有天然的防御作用，还提供了润滑功能，毛囊具有美容功能，而且也有一定的温度调节作用，这一点和汗腺类似。此外，有接受"生物打印皮肤"治疗的患者出现神经丧失或慢性疼痛，这需要去进一步研究[22, 25]。最近还有研究展示 3D 生物打印血管化的人类毛囊结构，植入裸鼠体内后长出毛发，这对于毛发新生有着非常重大的意义[26]。

（二）皮肤颜色

到目前为止，发表的研究成果中还没解决皮肤色素问题，而皮肤色素主要取决于皮肤中色素细胞的类型[27]。因此构建一块功能完备的生物打印皮肤，相对应的色素细胞应当要加入其中。

（三）免疫保护功能

由于皮肤不仅是物理屏障，而且是免疫屏障，提供先天性免疫和获得性免疫，这些在抵御细菌和真菌的过程中起着关键作用。作为一个完备的生物打印皮肤，这个功能必不可少[2, 28]。至少，我们要研究"生物打印"皮肤产品能否提供所需的内在免疫防御成分：抗菌肽，包括人 β– 防御素和组织蛋白酶抑制素（LL-37），因为人 β– 防御素和LL-37 能将所需的 T 细胞和抗原呈递细胞输送到"生物打印"的皮肤移植物中[2, 29]。在一篇 2020 年发表的文章中，发现在移植物的真皮层中发现宿主巨噬细胞（F4/80+ 标记）[20]。所以说宿主的 T 细胞移入构建物，提供相应的获得性免疫保护，也是可能的。

（四）免疫排斥

和成纤维细胞不同，内皮细胞也具有向宿主 T 细胞呈递 Ⅰ 类和 Ⅱ 类HLA 抗原的能力。所以，工程化皮肤的免疫排斥反应也是一个潜在的问题。该领域的一些专家表示，将来通过 CRISPR/Cas9 介导的基因编辑方法敲除抗原呈递的能力，有可能解决内皮细胞的免疫排斥问题[20, 30]。

（五）潜在问题

由于构建工程化的皮肤需要大量的活细胞，故其来源问题将成为这项创新技术应用的瓶颈。目前遇到的挑战是，只能从皮肤活检中获取少量的细胞，而且在糖尿病、严重烧伤、慢性溃疡的患者身上获取更有难度。从人脐血和成人外周血中获得的内皮细胞克隆将提供一个很好的内皮细胞来源，因为这些细胞可以扩增多达100倍。周细胞的来源可以从人胎盘中获得。故最难获取的细胞是角质形成细胞和成纤维细胞[20]。

五、结论

近期研究成功构建了具有可灌流血管的3D生物打印皮肤，这对于生物工程皮肤在临床应用中向前迈出了一大步。但是在其作为常规的修复皮肤缺损的永久替代物之前，仍有一些技术问题需要解决。

参考文献

[1] Bishop ES, Mostafa S, Pakvasa M, et al. 3–D bioprinting technologies in tissue engineering and regenerative medicine: Current and future trends. *Genes & Diseases* 2017; 4(4): 185–195. https://doi.org/10.1016/j.gendis.2017.10.002.

[2] Chan LS. Keratinocytes. In: Chan LS and Shi VY. Eds. *Atopic Dermatitis: Inside Out or Outside In?* Elsevier, New York, NY, 2020a.

[3] Nguyen AV and Soulika AM. The dynamics of the skin's immune system. *Int J Mol Sci* 2019; 20(8): 1811. Doi: 10.3390/ijms20081811.

[4] Furuse M, Hata M, Furuse K, et al. Claudin–based tight junctions are crucial for the mammalian epidermal barrier: A lesson from claudin–1– deficient mice. *J Cell Biol* 2002; 156(6): 1099–1111. Doi: 10.1083/jcb.200110122.

[5] Jones KB, Goodwin AF, Landan M, et al. Characterization of x–linked hypohidrotic ectodermal dysplasia (XL–HED) hair and sweat gland phenotypes using phototichogram analysis and live confocal imaging. *Am J Med Genet* 2013; (7): 1585–1593. Doi: 10.1002/ajmg.a.35959.

[6] Timothy W, Fete M, Schneider H, et al. Ectodermal dysplasia: Classification and organization by phenotype, genotype, and molecular pathway. *Am J Med Genet*

2019; 179(3): 442–447. Doi: 10.1002/ajmg.a.61045.

[7] [BRAINY QUOTE] [brainyquote.com/quotes/Michelangelo_183582?src=t_ skin] Accessed May 25, 2020.

[8] Lang TC, Zhao R, Kim A, et al. A critical update of the assessment and acute management of patients with severe burns. *Adv Wound Care* 2019; 8(12): 607–633. Doi: 10.1089/woud.2019.0963.

[9] Roujeau JC, Kelly JP, Naldi L, et al. Medication use and the risk of Stevens–Johnson Syndrome or toxic epidermal necrolysis. *N Engl J Med* 1995; 333: 1600–1608. Doi: 10.1016/NEJM199512143332404.

[10] Mockenhaupt M. The current understanding of Stevens–Johnson syndrome and toxic epidermal necrolysis. *Expert Rev Clin Immunol* 2011; 7(6): 803–815. https://doi.org/10.1586/eci.11.66.

[11] [ABA] Burn incidence fact sheet. American Burn Association. [www.ameriburn. org/who–we– are/ media/burn–incidence– fact– sheet/] Accessed May 26, 2020.

[12] Shpichka A, Butnaru D, Bezrukov EA, Sukhanov RB, Atala A, Burdukovskii V, Zhang Y, Timashev P. Skin tissue regeneration for burn injury. *Stem Cell Res Ther* 2019; 10: 94. Doi: 10.1186/s13287–019– 1203– 3.

[13] Gould L, Abadir P, Brem H, et al. Chronic wound repair and healing in older adults: Current status and future research. *J Am Geriatr Soc* 2015; 63(3): 427–438. Doi: 10.1111/jgs.13332.

[14] [WOUND] Wound healing society. [www.woundheal.org] Accessed May 26, 2020.

[15] Abaci HE, Guo Z, Doucet Y, et al. Next generation human skin constructs as advanced tools for drug development. *Exp Biol Med (Maywood)* 2017; 242(17): 1657–1668. Doi: 10.1177/1535370217712690.

[16] Sarkiri M, Fox SC, Fratila–Apachitei LE, Zadpoor AA. Bioengineered skin intended for skin disease modeling. *Int J Mol Sci* 2019; 20(6): 1507. Doi: 10.3390/ijms20061407.

[17] Hill DS, Robinson NDP, Caley MP, Chen M, O' Toole EA, Armstrong JL, Przyborski S, Lovat PE. A novel fully–humanized 3. skin equivalent to model early melanoma invasion. *Mol Cancer Ther* 2015; 14(11): 2665–2673. Doi: 10.1158/1535–7163. MCT– 15– 0394.

[18] Charbe N, McCarron PA, and Tambuwala MM. Three–dimensional bio–printing: A new frontier in oncology research. *World J Clin Oncol* 2017; 8(1): 21–36. Doi: 10.5306/ajco.v8.i1.21.

[19] Randall MJ, Jungel A, Rimann M, Wuertz–Kozak K. Advances in the biofabrication of 3D skin in vitro: Healthy and pathological models. *Front Bioeng Biotechnol* 2018; 6: 154. Doi: 10.3389/fbioe.2018.00154.

[20] Baltazar T, Merola J, Catrino C, et al. Three dimensional bioprinting of a vascularized and perfusable skin graft using human keratinocytes, fibroblasts, pericytes, and endothelial cells. *Tissue Engineering: Part A* 2020; 26(5–6): 227–238. Doi: 10.1089/ten.tea.2019.0201.

[21] Attwell D, Mishra A, Hall CN, et al. What is a pericyte? *J Cereb Blood Metab* 2016; 36(2): 451–455. Doi: 10.1177/0271678X15610340.

[22] Weng T, Wu P, Zhang W, et al. Regeneration of skin appendages and nerves: Current status and further challenges. *J Transl Med* 2020; 18: 53. Doi: 10.1186/s12967–020– 02248– 5.

[23] Chan LS. Microcirculation. In: Chan LS and Shi VY. Eds. *Atopic Dermatitis: Inside Out or Outside In?* Elsevier, New York, NY, 2020b.

[24] Vidal Yucha SE, Tamamoto KA, Kaplan DL. The importance of the neuro–immuno– cutaneous system on human skin equivalent design. *Cell Prolif* 2019; 52(6): e12677. Doi: 10.1111/cpr.12677.

[25] Torkamani N, Rufaut NW, Jones L, et al. Beyond goosebumps: Does the arrector pili muscle have a role in hair loss? *Int J Trichology* 2014; 6(3): 88–94. Doi: 10.4103/0974–7753.139077.

[26] Abaci HE, Coffman A, Doucet Y, et al. Tissue engineering of human hair follicles using a biomimetic developmental approach. *Nat Communication* 2018. Doi: 10.1038/s41467–018– 07579– y.

[27] Lin JY and Fisher DE. Melanocyte biology and skin pigmentation. *Nature* 2007;445. 843–850. https://doi.org/10.1038/nature05660.

[28] Kobayashi T, Naik S, Nagao K. Choreographing immunity in the skin epithelial barrier. *Immunity* 2019; 50(3): 552–565. Doi: 10.1016/j.immuni.2019.02.023.

[29] Schauber J and Gallo RL. Antimicrobial peptides and the skin immune defense system. *J Allergy Clin Immunol* 2008; 122(2): 261–266. Doi: 10.1016/j.jaci.2008.03.027.

[30] Chan LS. Precision. In: Chan LS and Tang WC. Eds. *Engineering-Medicine: Principles and Applications of Engineering in Medicine*. CRC Press, Boca Raton, FL, 2019.

第 7 章　天然皮肤屏障的新生：一种环境友善的特应性皮炎治疗方法

Regeneration of Natural Skin Barrier An Eco-Friendly Approach to Atopic Dermatitis Therapy

Angelina G. Chan　著

王上上　译　　李　政　校

一、概述

本章所描述的新生指的是修复天然皮肤屏障缺陷的方法，这些缺陷是导致特应性皮炎（atopic dermatitis，AD）发生的重要因素。AD 患者皮肤中需要修复的两个主要缺陷是物理屏障和免疫屏障。通过局部应用和生态友善的方法修复这些屏障将是本章的重点。

二、需求分析

作为一种慢性炎症性皮肤病，AD 影响 10%～20% 的儿童和 1%～7% 的成人。AD 的主要症状包括皮肤炎症、瘙痒和相关感染 [1, 2]。虽然不是威胁生命的疾病，但 AD 确实给患者带来了巨大的疾病负担，2015 年的估计花费为 53 亿美元 [3]。AD 也被认为是特应性进程的第一步，这一过程会导致变应性鼻炎或哮喘的发展，进一步增加疾病负担 [4]。

AD 的发病机制是一个多因素过程，包括皮肤屏障缺陷和免疫失调等疾病发生发展的关键因素 [5-7]。AD 患者有物理屏障和免疫屏障的缺陷。

（一）AD 中的物理屏障及其缺陷

皮肤是人体的主要物理屏障，表皮是最主要成分。正常表皮厚度为 15～30nm，包含细胞、蛋白质和脂质，主要由四层组成：角质层、颗粒层、棘层和基底层[5, 8, 9]。这些层次是通过角质形成细胞在角质化过程中最终分化并逐渐从基底层迁移到角质层而形成的[9]。

皮肤的一个主要功能是充当生物体内外环境之间的物理屏障[9]。在角质层中，该屏障由交联的表皮屏障蛋白形成，包括丝聚蛋白（FLG）、角蛋白和兜甲蛋白[8]。角质层下方的屏障包括表皮紧密连接（tight junction，TJ）和基底膜带[9]。

物理屏障功能障碍是 AD 的主要病理生理表现，包括编码 FLG（分子量 37kDa）和角粘连蛋白的基因突变、编码 Kazal 型丝氨酸蛋白酶抑制因子 -5（SPINK5）和丝氨酸蛋白酶激肽释放酶相关肽酶 -7（KLK7）的基因的相关多态性[9, 10]。此外，在 AD 中观察到由 Th2 和 Th22 细胞因子过度表达引起的皮肤屏障脂质和蛋白质的表达减少和功能障碍，如 FLG、外披蛋白、兜甲蛋白和密封蛋白[8, 11]。FLG 基因的无义突变，特别是纯合子突变，与皮肤屏障受损和 AD 发病风险增加有关[6, 9, 12, 13]。尽管有 40%～60% 的 FLG 无义突变个体不会发展为 AD，并且许多 AD 患者可能会从疾病中康复，但 FLG 基因表达的中断会导致 AD 风险增加[5, 6]。通过 DNA 甲基化或转录后调节的表观遗传变化，无论是遗传还是由环境暴露引起的，可能也是一种风险因素[6]。FLG 突变增加湿疹、哮喘和鼻炎患病的风险，揭示了 FLG 基因改变与皮肤外炎症性疾病之间的联系[14, 15]。

AD 患者皮肤中导致皮肤功能受损的其他主要缺陷包括脂质双层和紧密连接的异常[8, 12]。一项针对 27 例 AD 患者的研究发现，角质层脂质成分异常与致病性金黄色葡萄球菌定植之间存在相关性。更具体地说，研究发现，与未定植金黄色葡萄球菌的人群相比，定植金黄色葡萄球菌人群的某些神经酰胺和甘油三酯水平显著降低，这表明病原体定植与脂质成分异常之间存在联系[16]。紧密连接结构是一种细胞间屏障，可以选择性地调节哪些溶质可以通过上皮，从而作为第二屏障结构发挥作用[9, 12]。紧密连接结构由许多蛋白质组成，其中密封蛋白 -1

和密封蛋白 –23 在 AD 皮肤中 mRNA 和蛋白质水平的表达均降低 [17]。实验中发现，密封蛋白 –1 缺陷小鼠在出生后 1 天内因皮肤起皱和脱水而死亡，表明密封蛋白在屏障功能中的关键作用 [18]。

（二）AD 的免疫屏障及其缺陷

许多研究都发现 AD 患者的先天免疫和适应性免疫均存在功能障碍 [19]。先天免疫防御中共生细菌和抗菌肽将是重点。

细菌和其他微生物自然存在于正常人皮肤上。作为一个复杂的微生物组，人类皮肤被许多共生细菌定植，这些共生细菌参与抵抗金黄色葡萄球菌等病原微生物 [20]。凝固酶阴性葡萄球菌（coagulase-negative staphylococci，CoNS）是共生细菌的一种，可产生抗金黄色葡萄球菌的抗菌分子 [20, 21]。

相对于在健康个体中发现的微生物菌群，菌群失调定义了一种共生微生物群落的组成发生改变的情况 [22]。这常常导致微生物多样性的丧失包括许多共生细菌消失、体内平衡破坏及某一种病原体出现优势表达 [23, 24]。菌群失调与许多炎症性皮肤病的发展有关，包括痤疮、银屑病、化脓性汗腺炎及 AD [20, 23–25]。皮肤微生物组失调通常由环境因素引起，包括温度、抗生素的使用、pH 值、感染、卫生、干燥及基因突变 [23–25]。AD 皮肤微生物群的特点通常是微生物群多样性不足和金黄色葡萄球菌（50%～60% 产毒素）的定植，大约 90% 的 AD 患者出现这种情况 [21, 24, 26–28]。金黄色葡萄球菌定植与 AD 的后期发展有关，表明微生物组在 AD 发病机制中的重要性，并表明金黄色葡萄球菌事实上可能导致 AD [24, 27]。

由于金黄色葡萄球菌在 AD 患者的皮肤条件下往往生长得更好，因此，AD 患者皮肤中存在的抗菌肽（antimicrobial peptide，AMP）水平降低，以及某些皮肤条件（如 pH 值）也与菌群失调有关 [20, 21]。这可能与 FLG 蛋白的缺陷有关。由于 FLG 蛋白的降解产物产生酸性条件，这些产物的减少促进了金黄色葡萄球菌的生长。金黄色葡萄球菌通过形成生物膜在 AD 皮肤上定植，使细菌能够在表皮上快速生长[21]。此外，金黄色葡萄球菌产生的各种毒素，如蛋白酶、α- 毒素、δ- 毒素、肠毒素和超抗原，可能导致炎症和皮肤免疫屏障功能受损[24, 28]。在未经治疗的 AD 患者皮损发作期间，金黄色葡萄球菌的丰度增加，而表皮葡萄球菌的丰度减少。表皮葡萄球菌是一种能够产生抗菌物（如 AMP）的共生细菌，因此可能限制金黄色葡萄球菌的定植[21, 24, 29]。重要的是，AD 患者的病情严重程度随皮肤微生物组组分而变化：金黄色葡萄球菌在较为严重 AD 患者中常见，而表皮葡萄球菌在轻度 AD 患者中更为常见[21, 30]。

抗生素无论是合成的还是天然存在的，都是对抗各种病原体的重要防御机制[31]。抗菌肽也称为宿主防御肽，是一种天然存在的化合物，它在所有生物体中发挥控制微生物感染的作用，并已在哺乳动物、植物、真菌、两栖动物、昆虫、甲壳动物、鱼、棘皮动物和细菌中得到鉴定[32]。它们是第一道防线的重要组成部分，特别是对于植物、真菌和无脊椎动物等没有适应性免疫的真核生物来说[33]。在哺乳动物中，已鉴定的 AMP 包括防御素、LL-37、组织抑素、乳铁蛋白、抗微生物肽和吲哚肽[32]。在人类中，20 种已知 AMP 存在于皮肤中，包括人类 β- 防御素（1、2、3 和 4）、抗菌肽 LL-37、皮离蛋白[19, 34]。

AMP 具有直接的抗菌特性，是生物体先天免疫的一部分[34]。尽管 AMP 有许多不同的作用机制，但主要作用为免疫调节和直接杀伤[33]。在免疫调节方面，AMP 可以通过化学吸引激活免疫反应和招募免疫细胞，其中包括人树突状细胞、肥大细胞和白细胞，并有助于限制或减少炎症。AMP 通过膜脂质的静电电荷或疏水性利用膜靶向机制来直接杀伤，因为膜靶向 AMP 可以区分细菌和宿主的细胞膜。AMP 还可以通过非膜靶向方法特异性靶向细菌细胞壁或细胞内成分[33]。一些共生皮肤细菌菌株的研究结果显示，AMP 在天然抗金黄色葡萄球菌中发挥重要作用：产生抗金黄色葡萄球菌 AMP 的 CoNS 在 AD 患者的皮肤中缺乏，添加共生菌中缺乏的 AMP 可能有助于治疗 AD[35]。

人类 β– 防御素（human β-defensin，hBD）是另一种类型的 AMP，主要分布于皮肤和其他上皮表面，在 AD 患者的皮肤上通常表达不足，导致皮肤感染（如金黄色葡萄球菌）的可能性增加[36]。尽管存在关于 hBD 水平的相互矛盾的研究结果，但在 AD 中发现其 mRNA 水平下降，表明 hBD 的合成减少[37, 38]。此外，即使角质形成细胞中的 hBD-3 水平在正常皮肤和 AD 皮肤中相似，也会出现角质形成细胞产生的 hBD（特别是 hBD-3）的功能缺陷，导致金黄色葡萄球菌的感染[39]。

同样，AD 皮肤中也存在抗菌肽 LL-37 的缺陷。抗菌肽 LL-37 含有 37 个氨基酸，与 hBD 不同，它不仅表达于上皮表面，如表皮角质形成细胞和肠细胞，还表达于非上皮区域，如免疫细胞（如 T 细胞）和体液中[19]。LL-37 不仅能够抵御金黄色葡萄球菌等病原体，而且其与共生细菌 S.hominis 的原核 AMP 结合时，能够产生增强的抗菌反应，表明人类和细菌 AMP 之间存在协同作用[35]。LL-37 在 AD 患者中的表达存在相互矛盾的研究结果，还需要进行更多的研究观察 LL-37 是否能成为未来治疗 AD 的方法[40, 41]。

AMP 缺乏也与抗病毒免疫反应有关。在一项关于 AD 的研究中，10 名患有疱疹性湿疹（eczema herpeticum，EH）的患者和 10 名没有 EH 病史的 AD 患者中发现，与无 EH AD 患者相比，有 EH 病史的患者 LL-37 表达水平显著降低。EH 是一种严重和广泛的皮肤单纯疱疹病毒感染，LL-37 缺陷型 AD 患者对疱疹病毒感染的免疫防御降低[42]。一项类似的研究评估了 9 名有 EH 病史的 AD 患者中 hBD-2、hBD-3 和 LL-37 的表达，研究发现，与银屑病或无 EH 病史的 AD 患者的皮肤相比，有 EH 病史的 AD 患者皮肤中 3 种 AMP 对应的 mRNA 表达相对较少[43]。

目前可用的 AD 治疗方案包括润肤剂、局部外用抗生素、系统使用免疫抑制药、局部外用糖皮质激素、紫外线光疗、局部外用钙调神经磷酸酶抑制药及最新的生物制剂（如度普利尤单抗等）[6, 7]。最近，关于 AD 的各种研究提供了旨在纠正疾病相关屏障缺陷的治疗选择的证据。修复 AD 患者皮肤中有缺陷的大分子或调节共生细菌可能是更好的治疗选择。首先，这些替代疗法可以提供物理和免疫屏障，恢复皮肤微环境，并专门针对 AD 的病因，而不仅仅是针对炎症等症状。此外，修复有缺陷的部位可降低不良反应发生的可能性，如表皮变薄和局部外用激素致萎缩或合成产品的过敏反应 [44]。此外，随着时间的推移，由于生产、使用和处置到环境中的合成药物将越来越少，修复疗法将更加生态环保。

三、皮肤屏障修复方法

（一）物理屏障修复

多项研究表明了前面讨论的修复疗法的可行性。在物理屏障修复方面，专家建议可以使用丝聚蛋白或脂质（如神经酰胺）的修复作为 AD 的治疗方法 [8, 12, 45]。一项动物模型研究支持了丝聚蛋白替代的可能性，因为细胞穿透肽（cell-penetrating peptide，CPP）连接的重组丝聚蛋白经皮输送可将丝聚蛋白内化并恢复皮肤屏障功能 [46]。已经在多个随机对照试验中研究了皮肤屏障中脂质的恢复，其中一些试验专门记录了应用含有神经酰胺的润肤剂降低了 AD 发展风险 [47, 48]。至于密封蛋白，其在 AD 发病机制中的关键作用仍有待确定。

（二）共生菌修复

患者和动物模型中的共生菌修复已被证明有助于治疗甚至治愈与菌群失调相关的各种疾病 [22]，在 AD 患者身上也发现了同样的情况。将健康个体的人类共生细菌（如黏膜玫瑰单胞菌）局部移植到 AD 患者身上，可以降低 AD 疾病的严重程度，减少对局部类固醇激素的需求，同时减少金黄色葡萄球菌的定植 [49]。将局部益生菌应用于 AD 皮肤也被证明可改善皮肤屏障功能，有可能用于治疗 AD 患者；口服益生菌也可减少动物模型中的 AD 症状 [50, 51]。

（三）抗菌肽修复

很多方法已经被提出作为 AMP 修复的潜在途径。由于 CoNS（如表皮葡萄球菌和人型葡萄球菌）可以产生对金黄色葡萄球菌具有抗菌作用的 AMP，并已证明可减少小鼠模型和人类 AD 患者中的金黄色葡萄球菌定植，因此局部移植某些 CoNS 菌株可能有助于恢复皮肤微生物群，并分泌 AMP 直接对抗金黄色葡萄球菌定植 [35]。此外，传统抗菌药物会增加 AD 儿童对金黄色葡萄球菌的耐药性，特别是有一些金黄色葡萄球菌菌株对几乎所有已知的传统抗生素都具有耐药性，而 AMP 不导致抗菌耐药性，所以推荐对 AD 患者进行 AMP 修复治疗 [31, 32, 34, 50, 52]。

四、待解决的问题：修复治疗的挑战

医学研究人员在本章讨论的任何潜在治疗方法投入市场之前仍面临许多挑战。一般而言，任何局部应用的药物必须长时间稳定、生物利用度高、有效且安全。

（一）法规方面的挑战

作为需要穿透角质层的药物（如 FLG 和 AMP），这是一种透皮给药系统，它需要经过长期的临床前毒理学研究、药物开发，以及多项临床试验，如评估安全性的 I 期临床试验、剂量确定和疗效测定的 II 期临床试验、大规模疗效评估的 III 期临床试验，然后提交 FDA 审核批准。此外，只有巨大的市场潜力才能充分激励制药公司发起这些昂贵的药物开发和临床试验。

（二）配方方面的挑战

一个主要问题是，皮肤局部应用生物大分子的有效性可能会受限于皮肤渗透性差（对几乎所有＞500Da 的分子的渗透性都很低）。因此，传统治疗方法通常无法穿透角质层[53]。一种可能的解决方案是使用细胞穿透肽，它可以作为皮肤渗透促进剂，促进大分子在皮肤上的应用[54]。尽管 CPP 经皮给药的使用相对较新，但已有小鼠皮肤和人类肿瘤细胞中的 CPP IMT-P8 及与 CPP 连接的功能性丝聚蛋白单体成功内化到小鼠和人类表皮组织的研究，表明 CPP 可能是一种有用的配方选择[46, 53]。

（三）过敏和自身免疫方面的挑战

虽然修复皮肤中的缺陷会降低过敏反应的概率，但仍有可能诱发过敏反应。修复因基因突变而缺失的皮肤成分也可能诱发自身免疫反应，所以修复这些缺陷的方法还需要更多的研究。

（四）物理屏障修复技术方面的挑战

尽管已在细胞培养和活体小鼠模型中研究了局部应用重组丝聚蛋白的方法，但对丝聚蛋白作为人类 AD 患者治疗的方法还需要进行全面研究[46]。由于动物模型已证明使用 CPP 可以将 FLG 安全且功能性地透过角质层，因此类似的方法也可应用于缺乏丝聚蛋白的人类皮肤，尽管应用的频率和数量可能取决于个体的缺陷程度[46]。

此外，目前生产 FLG 的成本很高。例如，截至 2020 年 7 月，一家生物技术供应商（Mybiosource.com，San Diego，CA）将 1mg 大肠埃希菌生产的重组人丝聚蛋白定价 1215 美元。此外，尽管脂质（如神经酰胺）通常存在于许多市售润肤剂中，其中许多润肤剂是为治疗 AD 或湿疹而上市的，但仍需要更多研究来确定使用频率、神经酰胺降解速率达到最佳治疗效果的适当用量。另外，FLG 基因突变只存在于 20%～50% 的 AD 患者中，因此通过补充 FLG 进行屏障修复并不适用于所有 AD 患者[5, 12, 55, 56]。

（五）修复皮肤菌群失调所需技术方面的挑战

总体来说，关于益生菌是否能成功用于 AD 的证据还很有限[7]。需要更多的研究来评估这种治疗方法对 AD 患者的有效性、应用频率和持续时间。

已评估或建议可能用于治疗的细菌种类或菌株有黏膜乳杆菌、鼠李糖乳杆菌（尤其是鼠李糖乳杆菌 GG）、唾液乳杆菌、副干酪乳杆菌、短双歧杆菌、长双歧杆菌、人葡萄球菌和表皮葡萄球菌[7, 35, 49]。然而，需要进行更多的研究，以确定哪些菌株适宜作为 AD 的潜在治疗方法，以及应用于皮肤的适宜途径，这可能因 AD 患者严重程度或皮肤微生物组组分而异。此外，病原体金黄色葡萄球菌在 AD 皮肤上产生的生物膜可能会阻止共生细菌在皮肤上定植，这也是需要解决的问题[21]。

（六）抗菌肽修复治疗所需技术方面的挑战

尽管 AMP 修复治疗有许多优点，但技术挑战包括屏障穿透、生物利用度，还需要解决生产成本问题，以确保 AMP 修复疗法的有效性和实用性[31, 57]。可通过使用不同的给药系统（如纳米管或基于纳米颗粒的技术）来改善 AMP 的给药和生物利用度，尽管有些可能仍需要进行更广泛的疗效和潜在不良反应评估[57]。尽管许多基于肽的药物已经获得批准，并且目前已经上市，但尚未批准任何合成的 AMP，这表明需要对 AMP 作为 AD 治疗药物的使用及相应的给药系统进行更多的研究[58]。此外，主要挑战是，与传统抗生素相比，工业规模的生产成本很高，这就需要新的方法来降低 AMP 的生产制造成本。由于需要更多的研究来提高稳定性、降低毒性和限制不良反应，纳米技术或其他输送系统的使用也可能增加成本[31, 58]。

尽管 AMP 不会轻易导致抗生素耐药性，比传统抗生素更具有优势，但有记录表明，病原菌确实可能对 AMP 产生耐药[34]。众所周知，金黄色葡萄球菌通过使用蛋白酶切割 AMP、通过结合使 AMP 失活或使用外排泵对各种 AMP 产生耐药[32]。如果将来 AMP 用于治疗 AD，还需要进一步的研究来找到有效的方法来解决细菌对 AMP 的获得性耐药。目前正在考虑解决 AMP 应用所面临的问题，如生产 AMP 的重组技术可能使用真核生物代替单细胞生物，因为它们受 AMP 毒性影响较小；或使用载体蛋白（如钙调素）来对抗 AMP 降解和毒性[31]。

五、结论

初步数据支持通过局部应用方案，特别是以生态友善方式，在 AD 患者皮肤中重塑健康皮肤屏障的新方法。在成为被认可的疗法之前，还有很多工作需要开展（图 7-1）。

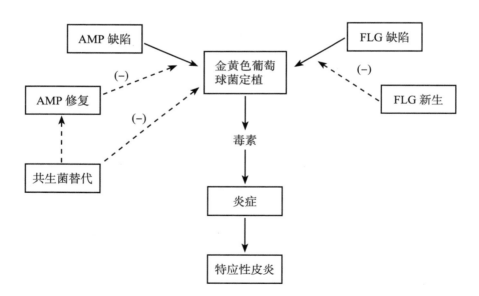

▲ **图 7-1　特应性皮炎天然皮肤屏障新生：建议的策略**
实箭表示对引发疾病的影响，虚箭表示新生治疗的抵消效果

参考文献

[1] Sonkoly E, Muller A, Lauerma AI, et al. IL–31: A new link between T cells and pruritus in atopic skin inflammation. *J Allergy Clin Immunol* 2006; 117: 411–417. Doi: 10.1016/j.jaci.2005.10.033.

[2] Fuxench ZCC, Block JK, Boguniewicz, M, et al. Atopic dermatitis in America study: A cross–sectional study examining the prevalence and disease burden of atopic dermatitis in the US adult population. *J Invest Dermatol* 2019; 139(3): 583–590. Doi: 10.1016/j.jid.2018.08.028.

[3] Drucker AM, Wang AR, Li WQ, et al. The burden of atopic dermatitis: Summary of a report for the national eczema association. *J Invest Dermatol* 2017; 137(1): 26–30. Doi: 10.1016/j.jid.2016.07.012.

[4] Schneider L, Hanifin J, Boguniewicz M, et al. Study of the atopic march: Development of atopic comorbidities. *Pediatr Dermatol* 2016; 33(4): 388–398. Doi: 10.1111/pde.12867.

[5] Rerknimitr P, Otsuka A, Nakashima C, et al. The etiopathogenesis of atopic dermatitis: Barrier disruption, immunological derangement, and pruritis. *Inflammation and Regeneration* 2017; 37: 14. Doi: 10.1186/s41232–017– 0044– 7.

[6] Kim J, Kim BE and Leung DYM. Pathophysiology of atopic dermatitis: Clinical implications. *Allergy Asthma Proc* 2019; 40: 84–92. Doi: 10.2500/ aap.2019.40.4202.

[7] Rather IA, Bajpai VK, Kumar S, et al. Probiotics and atopic dermatitis: An overview. *Front Microbiol* 2016; 7: 507. Doi: 10.3389/fmicb.2016.00507.

[8] Kim BE and Leung DYM. Significance of skin barrier dysfunction in atopic dermatitis. *Allergy Asthma Immunol Res* 2018; 10(3): 207–215. Doi: 10.4168/ aair.2018.10.3.207.

[9] Yang G, Seok JK, Kang HC, et al. Skin barrier abnormalities and immune dysfunction in atopic dermatitis. *J Mol Sci* 2020; 21: 2867. Doi: 10.3390/ ijms21082867.

[10] Han H, Roan F, and Ziegler SF. The atopic march: Current insights into skin barrier dysfunction and epithelial cell–derived cytokines. *Immunol Rev* 2017; 278(1): 116–130. Doi: 10.1111/imr.12546.

[11] Bao L, Mohan GC, Alexander JB, et al. A molecular mechanism for IL–4 suppression of loricrin transcription in epidermal keratinocytes: Implication for atopic dermatitis pathogenesis. *Innate Immun* 2017; 23(8): 641–647. Doi:

10.1177/1753425917732823.

[12] Agrawal R and Woodfolk JA. Skin barrier defects in atopic dermatitis. *Curr Allergy Asthma Rep* 2014; 14(5): 433. Doi: 10.1007/s11882–014– 0433– 9.

[13] Sandilands A, Sutherland C, Irvine AD, et al. Filaggrin in the frontline: Role in skin barrier function and disease. *J Cell Sci* 2009; 122(9): 1285–1294. Doi: 10.1242/jcs.033969.

[14] Bantz SK, Zhu Z, and Zheng T. The atopic march: Progression from atopic dermatitis to allergic rhinitis and asthma. *J Clin Cell Immunol* 2014; 5(2): 202. Doi: 10.4172/2155–9899.1000202.

[15] Ziyab AH, Karmaus W, Zhang H, et al. Association of filaggrin variants with asthma and rhinitis: Is eczema or allergic sensitization status an effect modifier? *Int Arch Allergy Immunol* 2014; 164(4): 308–318. Doi: 10.1159/000365990.

[16] Li S, Villarreal M, Stewart S, et al. Altered composition of epidermal lipids correlates with *Staphylococcus aureus* colonization status in atopic dermatitis. *Br J Dermatol* 2017; 177(4): e125–e127. Doi: 10.1111/bjd.15409.

[17] De Benedetto A, Rafaels NM, McGirt LY, et al. Tight junction defects in atopic dermatitis. *J Allergy Clin Immunol* 2010; 127(3): 773–786.e7. Doi: 10.1016/j.jaci.2010.10.018.

[18] Furuse M, Hata M, Furuse K, et al. Claudin–based tight junctions are crucial for the mammalian epidermal barrier: A lesson from claudin–1– deficient mice. *J Cell Biol* 2002; 156(6): 1099–1111. Doi: 10.1083/jcb.200110122.

[19] Hata TR and Gallo RL. Antimicrobial peptides, skin infections and atopic dermatitis. *Semin Cutan Med Surg* 2008; 27(2): 144–150. Doi: 10.1016/j.sder.2008.04.002.

[20] Paller AS, Kong HH, Seed P, et al. The microbiome in patients with atopic dermatitis. *J Allergy Clin Immunol* 2019; 143(1): 26–35. Doi: 10.1016/j.jaci.2018.11.015.

[21] Di Domenico EG, Cavallo I, Capitano B, et al. *Staphylococcus aureus* and the cutaneous microbiota biofilms in the pathogenesis of atopic dermatitis. *Microorganisms* 2019; 7(9): 301. Doi: 10.3390/microorganisms7090301.

[22] Petersen C and Round RL. Defining dysbiosis and its influence on host immunity and disease. *Cellular Microbiol* 2014; 16(7): 1024–1033. Doi: 10.1111/ cmi.12308.

[23] Nakatsuji T and Gallo RL. The role of the skin microbiome in atopic dermatitis. *Ann Allergy Asthma Immunol* 2019; 263–269. https://doi.org/10.1016/j.

anai.2018.12.003.

[24] Balato A, Cacciapuoti S, Di Caprio R, et al. Human microbiome: Composition and role in inflammatory skin diseases. *Archivum Immunologiae et Therapiae Experimentalis* 2019; 67: 1–18. https://doi.org/10.1007/s00005–018– 0528– 4.

[25] Honda K and Littman DR. The microbiota in adaptive immune homeostasis and disease. *Nature* 2016; 535(7610): 75–84. Doi: 10.1038/nature18848.

[26] Kennedy EA, Connoly J, Hourihane JOB, et al. Skin microbiome before development of atopic dermatitis: Early colonization with commensal staphylococci at 2 months is associated with a lower risk of atopic dermatitis at 1 year. *J Allergy Clin Immunol* 2017; 139(1): 166–172. Doi: 10.1016/j.jaci.2016.07.029.

[27] Meylan P, Lang C, Mermoud S, et al. Skin colonization by *Staphylococcus aureus* precedes the clinical diagnosis of atopic dermatitis in infancy. *Journal of Investigative Dermatology* 2017; 137: 2497–2504. Doi: 10.1016/j.jid.2017.07.834.

[28] Park KD, Pak SC, and Park KK. The pathogenic effect of natural and bacterial toxins on atopic dermatitis. *Toxins (Basel)* 2017; 9(1): 3. Doi: 10.3390/toxins9010003.

[29] Kong HH, Oh J, Deming C, et al. Temporal shifts in the skin microbiome associated with disease flares and treatment in children with atopic dermatitis. *Genome Res* 2012; 22(5): 850–859. Doi: 10.1101/gr.131029.111.

[30] Byrd AL, Deming C, Cassidy SKB, et al. *Staphyloccocus aureus* and *Staphyloccocus epidermis* strain diversity underlying pediatric atopic dermatitis. *Sci Transl Med* 2017; 9(937): eaal4651. Doi: 10.1126/scitranslmed.aal4651.

[31] Boto A, Pérez de la Lastra JM and González CC. The road from host–defense peptides to a new generation of antimicrobial drugs. *Molecules* 2018; 23(2): 311. Doi: 10.3390/molecules23020311.

[32] Moravej H, Moravej Z, Yazdanparast M, et al. Antimicrobial peptides: Features, action, and their resistance mechanisms in bacteria. *Microb Drug Resist* 2018; 24(6): 747–767. https://doi.org/10.1089/mdr.2017.0392.

[33] Kumar P, Kizhakkedathu JN, and Straus SK. Antimicrobial peptides: Diversity, mechanism of action and strategies to improve the activity and biocompatibility in vivo. *Biomolecules* 2018; 8(4). Doi: 10.3390/biom8010004.

[34] Pfalzgraff A, Brandenburg K, and Günther W. Antimicrobial peptides and their therapeutic potential for bacterial skin infections and wounds. *Front Pharmacol* 2018. Doi: 10.3389/fphar.2018.00281.

[35] Nakatsuji T, Chen TH, Narala S, et al. Antimicrobials from human skin commensal bacteria protect against *Staphylococcus aureus* and are deficient in atopic dermatitis. *Sci Transl Med* 2017; 9(378). Doi: 10.1126/scitranslmed. aah4680.

[36] Chieosilapatham P, Ogawa H, and Niyonsaba F. Current insights into the role of human β-defensins in atopic dermatitis. *Clinical and Experimental Immunology* 2017. Doi: 10.1111/cei.13013.

[37] Clausen ML, Jungersted JM, Andersen PS, et al. Human β-defensin- 2 as a marker for disease severity and skin barrier properties in atopic dermatitis. *Br J Dermatol* 2013; 169(3): 587–598. Doi: 10.1111/bjd.12419.

[38] Noh YH, Lee J, Seo SJ, et al. Promoter DNA methylation contributes to human β-defensin- 1 deficiency in atopic dermatitis. *Anim Cells Syst (Seoul)* 2018; 22(3): 172–177. Doi: 10.1080/19768354.2018.1458652.

[39] Kisich KO, Carspecken CW, Fiéve S, et al. Defective killing of staphylococcus aureus in atopic dermatitis is associated with reduced mobilization of human beta-defensin- 3. *J Allergy Clin Immunol* 2008; 122(1): 62–68. Doi: 10.1016/j. jacl.1008.04.022.

[40] Kanda N, Hau CS, Tada Y, et al. Decreased serum LL-37 and vitamin D3 levels in atopic dermatitis: Relationship between IL-31 and oncostatin M. *Allergy* 2012; 67(6): 804–812. Doi: 10.1111/j.1398–9995.2012.02824. x.

[41] Ballardini N, Johansson C, Lilja G, et al. Enhanced expression of the antimicrobial peptide LL-37 in lesional skin of adults with atopic eczema. *Br J Dermatol* 2009; 161(1): 40–47. Doi: 10.1111/j.1365–2133.2009.09095. x.

[42] Howell MD, Wollenberg A, Gallo RL, et al. Cathelicidin deficiency predisposes to eczema herpeticum. *J Allergy Clin Immunol* 2006; 117(4): 836–841. Doi: 10.1016/ j.jaci.2005.12.1345.

[43] Hata TR, Kotol P, Boguniewicz M, et al. History of eczema herpeticum is associated with the ability to induce human β-defensin (HBD)-2, HBD-3 and cathelicidin in the skin of patients with atopic dermatitis. *Br J Dermatol* 2010; 163(3): 659–661. Doi: 10.1111/j.1365–2133.2010.09892. x.

[44] Bower AJ, Arp Z, Zhao Y, et al. Longitudinal *in vivo* tracking of adverse effects following topical steroid treatment. *Exp Dermatol* 2016; 25(5): 362–367. Doi: 10.1111/exd.12932.

[45] Brown SJ and McLean WHI. One remarkable molecule: Filaggrin. *J Invest Dermatol* 2012; 132(3 Pt 2): 751–762. Doi: 10.1038/jid.2011.393.

[46] Stout TE, McFarland T, Mitchell JC, et al. Recombinant filaggrin is internalized and processed to correct filaggrin deficiency. *J Invest Dermatol* 2014; 134: 423–429. Doi: 10.1038/jid.2013.284.

[47] Lowe A, Su J, Tang M, et al. PEBBLES study protocol: A randomised controlled trial to prevent atopic dermatitis, food allergy, and sensitisation in infants with a family history of allergic disease using a skin barrier improvement strategy. *BMJ Open* 2019; 9(3): e024594. Doi: 10.1136/bmjopen–2018– 024594.

[48] McClanahan D, Wong A, Kezic S, et al. A randomized control trial of an emollient with ceramide and filaggrin–associated amino acids for the primary prevention of atopic dermatitis in high–risk infants. *J Eur Acad Dermatol Venereol* 2019; Doi: 10.1111/jdv.15786.

[49] Myles IA, Earland NJ, Andersen ED, et al. First–in– human microbiome transplantation with *Roseomonas mucosa* for atopic dermatitis. *JCI Insight* 2018. https://doi.org/10.1172/jci.insight.120608.

[50] Marcinkowska M, Zagórska A, Fajkis N, et al. A review of probiotic supplementation and feasibility of topical application for the treatment of pediatric atopic dermatitis. *Curr Pharm Biotechnol* 2018; 19(10): 827–838. Doi: 10.2174/138920 1019666181008113149.

[51] Kim WK, Jang YJ, Han DH, et al. *Lactobacillus paracasei* KBL382 administration attenuates atopic dermatitis by modulating immune response and gut microbiota. *Gut Microbiota* 2020. https://doi.org/10.1080/19490976.202 0.1819156.

[52] Harkins CP, McAleer MA, Bennett D, et al. The widespread use of topical antimicrobials enriches resistance in *Staphylococcus aureus* isolated from patients with atopic dermatitis. *Br J Dermatol* 2018; 179: 807–808. Doi: 10.1111/bjd.16722.

[53] Gautam A, Nanda JS, Samuel JS, et al. Topical delivery of protein and peptide using novel cell penetrating peptide IMT–P8. *Sci Rep* 2016; 6: 26278. Doi: 10.1038/srep26278.

[54] Tan J, Cheong H, Park, YS, et al. Cell–penetrating peptide–mediated topical delivery of biomacromolecular drugs. *Curr Pharm BiotechnolI* 2015; 15(3): 231–239. Doi: 10.2174/1389201015666140614094320.

[55] Palmer CNA, Irvine AD, Terron–Kwiatkowski A, et al. Common loss–of– function variants of the epidermal barrier protein filaggrin are a major predisposing factor for atopic dermatitis. *Nature Genetics* 2006; 38: 441–446.

[56] On HR, Lee SE, Kim SE, et al. Filaggrin mutation in Korean patients with atopic dermatitis. *Yonsei Med J* 2017; 58(2): 395–400. Doi: 10.3349/ymj.2017.58.2.395.

[57] Piotrowska U, Sobczak M, and Oledzka E. Current state of a dual behaviour of antimicrobial peptides: Therapeutic agents and promising delivery vectors. *Chemical Biology & Drug Design* 2017. https://doi.org/10.1111/cbdd.13031.

[58] Biswaro LS, da Costa Sousa MG, Rezende TMB, et al. Antimicrobial peptides and nanotechnology, recent advances and challenges. *Front Microbiol* 2018; 9:855. Doi: 10.3389/fmicb.2018.00855.

第三篇
速度皮肤医学

Speed Cutaneous Medicine

第8章 无显微镜 Mohs 显微描记手术：
质谱的制胜速度

Mohs Micrographic Surgery sine Microscopy:
The Winning Speed of Mass Spectrometry

Lawrence S. Chan 著

倪春雅 译 林尽染 校

一、概述

Mohs 显微描记手术，通常称为 Mohs 手术，最初由威斯康星大学的耳鼻喉科医生 Fredric Mohs 博士发明。最初的手术称为化学手术，在显微镜控制下使用氯化锌糊剂逐层破坏肿瘤组织[1]。随后，Mohs 手术改良至目前被广泛接受的形式，一方面是为了避免氯化锌相关疼痛，另一方面是为了提高效率[2]。Mohs 外科医生目前使用的改良术式包括四个主要步骤：①从患者身上切除一层临床可见的皮肤癌（以及周围小部分健康组织）；②切除的皮肤组织制作冰冻切片、染色、标记方位；③显微镜下检查皮肤组织冰冻切片边缘是否残留肿瘤，若检测到阳性边缘，则重复前三个步骤；④皮瓣修复手术缺损[3]。Mohs 手术的两个基本原则为最精确地切除肿瘤组织与最大限度地保留健康组织。鉴于此，Mohs 技术最常用于头颈部皮肤癌的手术，既要清除肿瘤，又要保留健康组织。当皮肤癌邻近重要器官（如眼、鼻、口和耳朵）时，这两个原则尤其重要，因为保留组织对于这些器官的功能完整性至关重要，而清除肿瘤对于防止肿瘤复发和扩散转移也不可或缺。毋庸置疑，Mohs 手术帮助医生在最大限度地保护健康组织的同时，获得了极高的皮肤癌治愈率。专业指南为医生在处理患者时恰当使用 Mohs 技术提供了参考[4]。最近，一种新兴的质谱（mass spectrometry，MS）生物医学分析技术已被开发用于术中确定肿瘤切缘。未来它有可能取代显微镜检查，从而彻底革新 Mohs 显微描记手术；因此，本章讨论提议的"无显微镜 Mohs 显微描记手术"[5-7]。

二、需求分析

在明确了当前 Mohs 显微描记手术的技术步骤后，我们来看一下提高手术效率的必要性。2006 年的一项研究估计美国有 350 万新增的非黑色素瘤皮肤癌病例，这个数字很可能是 1 年新发的数字[8]。同一研究小组报道显示，2006—2012 年的非黑色素瘤皮肤癌手术量增加了 14%，估计 2012 年的发病率为 400 万例[9]。大多数非黑色素瘤皮肤癌是基底细胞癌和鳞状细胞癌。大约 1/4 的皮肤癌接受 Mohs 手术治疗[4]。当前的 Mohs 显微描记手术虽然能最大限度地切除肿瘤、最大限度地保留面部关键部位的健康皮肤、很好地服务于临床，但它是一种非常耗人力的术式。需要一位 Mohs 外科医生来切除皮肤癌，一位病理技术员进行冷冻切片和染色，以及 Mohs 外科医生在显微镜下检查组织切缘的肿瘤清除与否。此外，这个过程很耗时。患者必须坐下来等待显微镜下确定切除的组织确实没有肿瘤残余。如果最初的切除层没有达到完全清除皮肤癌（即显微镜下检查其中一个切缘有肿瘤阳性），整个过程需要再次重复：再切除一层皮肤，新一轮冰冻切片制片并染色，然后新一轮显微镜下检查染色切片。该过程将根据病情需要不断重复，直至所有切缘均阴性。这时，Mohs 外科医生可以使用皮瓣技术关闭修复伤口，本质上是移动邻近伤口的健康皮肤以覆盖手术缺损。在整个 Mohs 手术中，大量时间用于确定肿瘤切缘：制作冰冻切片、染色和显微镜下检查。因此，一种缩短确定肿瘤切缘时间的创新方法将显著减少手术所需的时间。让我们来领略质谱的速度！

三、质谱分析原则

在讨论质谱分析用于 Mohs 手术之前，需要对质谱技术有一些基本了解[10, 11]。质谱分析的操作原理遵循三个关键步骤：电离、分析（加速和偏转）和检测。

（一）电离

一个分子必须先被电离后，才能被质谱正确分析。最常见的电离类型是电形式。随后被气化的样品被送入一个腔室，在那里将受到来自加热灯丝的电子轰击。腔室中电子的高能量击穿样品的电子，形成样品离子。

（二）分析：加速和偏转

在电离的第一步之后，电离的分子根据其质荷比进行分类，分两个阶段：加速和偏转。在加速阶段，电离分子被放置在一组带电的平行板之间，将被一个板排斥并被另一个板吸引。

在偏转阶段，离子通过磁场并偏转至检测器。偏转量取决于分子的质量和电荷。较轻的离子和带 1 个正电荷的离子偏转最多，而较重的离子或带 2 个及以上正电荷的离子偏转最少。

（三）检测

最后，质谱可检测分子的质荷比（符号 m/z）和相对丰度。当离子到达检测器时，它会被电子中和，其信号被发送放大，然后被计算机识别，将信号转换为质荷比，并生成可视化光谱。质谱分析的关键用途在于，由质谱检测到的分子 m/z 是该特定分子的独特指纹。

众所周知，癌细胞通常含有独特的基因表达产物和相应的代谢物。与健康组织代谢物相比，肿瘤特异性代谢物常表现出不同的 m/z，所以无论是定性还是定量，质谱分析对于术中肿瘤检测均很有价值。

四、术中切缘检测技术

最近发表的论文展现了质谱分析作为术中切缘检测工具的应用价值，可取代显微镜下检测方式[12]。以下部分将用两个临床实例来进行讨论。

（一）脑肿瘤术中切缘检测

为了开发一种快速的术中切缘检测方法，哈佛大学医学院及其附属医疗中心的研究人员研究了术中使用解吸电喷雾电离（desorption electrospray ionization，DESI）质谱分析绘制脑肿瘤切缘图的可能性。此类研究的动力来源于以下几个方面[12]。

- 目前采用的显微方法是 150 多年前开发的，非常耗时，制备切片、染色和检查需要 30min。
- 目前采用的冰冻组织切片 HE 染色经常出现加工伪影，从而干扰显微镜下准确判断肿瘤。
- 某些脑肿瘤（如浸润性神经胶质瘤）很难在显微镜下观察到，导致手术切除不彻底并降低患者存活率。
- 某些脑肿瘤（如神经胶质瘤）已被证明存在编码异柠檬酸脱氢酶 1 和 2 的基因突变，这些酶能够将异柠檬酸转化为 2- 羟基戊二酸（2-hydroxyglutarate，2-HG）。
- 肿瘤特异性代谢物 2-HG 在肿瘤组织中含量高，而在正常组织中的含量最低，可提供作为一种特定的定量标记，在质谱介导的脑肿瘤检测中非常有用。
- 质谱介导的检测方法可在室温（环境）下进行，因此提供了另一便利因素。
- 如果使用组织学相容的溶剂，质谱分析法不会破坏组织样本本身，有助于确定质谱分析检测结果与组织病理表现的相关性。
哈佛大学医学院研究人员的研究随后确定以下信息[12]。

- 在 2-HG 信号强度和样本中肿瘤细胞的浓度之间建立了相关性。

- DESI 质谱分析检测 2-HG 信号的灵敏度高于免疫组化，因为一些异柠檬酸脱氢酶突变发生在不常见的蛋白质位置，导致构象变化，使得免疫组化试剂中单克隆抗体的结合能力。

- 2-HG 空间分子数据的 DESI 质谱分析 2D 图像可以叠加到 HE 染色的光学图像上，具有定义肿瘤切缘的判别能力。

- DESI 质谱分析分子数据可以映射到肿瘤的 MRI 3D 重建中定位，从而避免术中 MRI 的干扰。

- 在真实的患者脑部手术中，仅需一点点切除组织样本，DESI 质谱分析即能在几分钟内检测到肿瘤特异性代谢物 2-HG（m/z 峰值为 147.0）。这一结果与免疫组化检测异柠檬酸脱氢酶基因突变保持一致。

（二）用于术中肿瘤检测的手持式质谱分析系统

得克萨斯大学奥斯汀分校的研究人员、贝勒医学院和安德森癌症中心的同事们检验了手持式质谱分析系统在术中肿瘤切缘检测中的实用性，他们确定了以下内容[5]。

- 称为"质谱笔"（MasSpec Pen）的手持设备或探头经过优化，包含三个导管：①将单个液滴输送到设备尖端的输入端口；②输送惰性气体的中央端口；③一个输出端口，将含有从组织中提取的分子的液滴传送到给质谱分析系统进行分析。

- 当连接到 DESI 质谱分析系统时，质谱笔可以在其尖端提供可控和自动化的液滴输送，有效提取组织表面的生物分子以进行质谱分析，而不会损坏组织。当探头尖端接触到样品组织时，会输送一滴液体并在探头尖端停留 3s，这 3s 时间足以提取分子。当探头离开样品组织时，导管③的开口允许将含有分子的液滴真空提取到 MS 系统进行分析。惰性气体提供稳定力，可以防止真空抽吸过程中管道塌陷。

- 质谱笔 MS 系统可以快速获取肿瘤切缘的诊断信息。从使用质谱探头接触组织到获取质谱分析数据（m/z 峰值）的整个过程可在 10s 内完成。
- 利用对 20 个人肿瘤薄组织切片和 253 个患者正常和肿瘤组织样本的体外分子分析，MS 系统收集了一个大型生物标志物数据库，使得基于组织学验证的分子数据库构建人工智能制导的统计分类器能进行肿瘤预测。
- 质谱分析系统达到了高敏感性（96.4%）、特异性强（96.2%）和整体准确率高（96.3%）。
- 在乳腺癌小鼠模型中，使用具有质谱笔的 MS 系统证明其适用于肿瘤切缘的检测，并且不会对实验动物造成伤害。

（三）无显微镜的 Mohs 显微描记手术：方案

在显示了质谱分析在脑肿瘤手术中确定肿瘤切缘的应用价值及手持式 MS 设备（质谱笔）的高性能之后，以文叙述将来可用于皮肤癌手术的"无显微镜 Mohs 显微描记手术"方案[7]。

步骤 1，由 Mohs 外科医生切除一层临床可见的皮肤癌（以及至少 1mm 健康皮肤切缘）。此步骤与当前方法一致。

步骤 2，Mohs 外科医生标记切除皮肤组织的方向和对应的伤口切缘，用于需要再次切除时的定位。此步骤与当前方法一致。

步骤 3，Mohs 外科医生或他 / 她的助手包扎覆盖患者伤口，让患者在手术台上休息。这一步不同于当前的做法，患者无须在候诊室休息，因为仅需几分钟即可确定肿瘤切缘。

步骤 4，Mohs 外科医生使用手持式 MS 设备（质谱笔）检查切除组织的肿瘤切缘。此步骤将取代目前采用的三个步骤：①连续切割并标记冰冻切片并将其放置在载玻片上；②对切片进行染色；③显微镜下检查所有染色切片的切缘是否有肿瘤残余。前述的详细信息[11] 如图 8-1 所示。

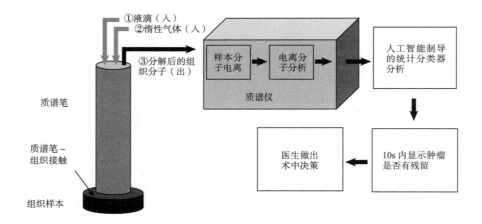

▲ 图 8-1　质谱笔术中检测肿瘤

- 进行 Mohs 手术的医生将使用质谱笔轻触切除组织的边缘，用以排查肿瘤残留。

- 水溶性分子（包括肿瘤特异性代谢物）将溶解于悬浮在质谱笔尖端的液滴中，与惰性气体混合，然后泵入质谱分析仪器进行分析。

- 液滴中的样品分子将被电离，随后在质谱仪中分析。

- 确定质荷比（即每个分子的独特指纹），并将信息发送到称为统计分类器的人工智能制导软件进行确认。AI 制导程序之前已用 100 个肿瘤组织和健康皮肤组织完成了学习训练和验证，它将以近乎实时的速度（几秒内）将信号发送回手术医生，通知医生该组织切缘接触点肿瘤残留阳性还是阴性。准确率一般＞95%。医生继续检测切除组织的所有切缘，标记肿瘤阳性区域，以进行再次切除。若在其中一个切缘发现肿瘤，将重复步骤 1～4，直至所有切缘均无肿瘤残留。

　　步骤 5，当切除组织的所有切缘都没有肿瘤残留时，Mohs 外科医生采用皮瓣技术闭合伤口。此步骤与当前方法一致。

五、待解决的问题

为了开发商业上可行且医学上合理的方案，需要解决以下问题，并且这些问题是可以解决的，前提是满足这些条件：足够的患者基数、充足的资金投入、人力投入、适合门诊且价格合理的质谱仪。

（一）足够的患者基数

为了鉴定特定皮肤癌中特殊肿瘤代谢物，需要大规模的患者样本。同样，为了训练和验证人工智能制导的统计分类器程序，也需要大量患者，可通过多家医学中心协作的共同努力来实现。

（二）充足的资金投入

任何新技术开发都需要大量投入，新的 Mohs 手术开发也不例外。这些投资包括财力和人力。在财政方面，需要投资支持基础科学和临床研究工作。从基础科学角度来看，我们需要投资开发可识别的分子标志物（可能是肿瘤特异性代谢物），可用它来区分皮肤癌和正常皮肤组织。一旦确定了分子标志物，下一步将是投资所需设备，即质谱仪和"质谱笔"[5]。从临床研究的角度来看，我们需要投资来验证"质谱笔"检测皮肤肿瘤切缘的准确性。医生（Mohs 外科医生）、人工智能平台和进行组织学验证的病理学家也都需要这些经费支持。

（三）充足的人力投入

如果没有人力投入，仅靠资金投入是无法取得任何进展的。需要人力来组织一个协作团队，其中包括 Mohs 外科医生、病理学家、临床研究协调员、AI 计算机科学家、质谱专家和质谱公司代表。质谱公司代表将提供所需的设备（质谱仪和质谱笔），其他团队成员将负责方案制订、患者招募、记录保存、结果记录、病理验证和 AI 数据输入和输出调试。

（四）适合门诊且价格合理的质谱仪

除了资金投入和人力，我们还需要一台适合门诊空间的小型质谱仪。目前，常规质谱仪体积巨大，因此无法在门诊手术室安置这种机器。此外，一台普通质谱仪的采购价格将近 1 000 000 美元，对于一位医生甚至一组医生来说，都难以负担得起这个价格。因此，在价格合理且大小合适的仪器出现之前，无显微镜 Mohs 手术可能无法普及。ThermoFisher 科技公司制造的新一代质谱仪（型号为 Orbitrap Exploris™ 240 质谱仪）占地面积约 21 英寸 × 30 英寸（约 53.4cm × 71.2cm），价格约为 250 000 美元，这将为实现无显微镜 Mohs 显微描记手术的普及迈出重要一步[13]。

六、结论

据最新的临床证据，质谱分析无须进行组织切片、染色和显微镜检查等耗时步骤，有望为 Mohs 手术带来巨大革新。这项技术的广泛应用将取决于额外的人力和经费投入。

参考文献

[1] Mohs FE. *Chemosurgery: Microscopically Controlled Surgery for Skin Cancer*. Charles C. Thomas, Springfield, IL, 1978.

[2] Tromovitch TA, Stegeman SJ. Microscopically controlled excision of skin tumors. *Arch Dermatol* 1974: 110L231–110L232.

[3] Rohrer TE, Cook JL, Kaufman A. *Flaps and Grafts in Dermatologic Surgery*. 2nd Ed. Elsevier, Cambridge, MA, 2017.

[4] Connolly SM, Baker DR, Coldiron BM, et al. AAD/ACMS/ASDSA/ASMS 201. appropriate use criteria for Mohs micrographic surgery: A report of the American Academy of Dermatology, American College of Mohs Surgery, American Society for

Dermatologic Surgery Association, and the American Society for Mohs Surgery. *J Am Acad Dermatol* 2012; 67(4): 531–550. Doi: 10.1016/j.jaad.2012.06.009.

[5]　Zhang J, Rector J, Lin JQ, et al. Nondestructive tissue analysis for ex vivo and in vivo cancer diagnosis using a handheld mass spectrometry system. *Sci Transl Med* 2017; 9(406): Doi: 10.1126/scitranslmed.aan3968.

[6]　Margulis K, Chiou AS, Aasi SZ, et al. Distinguishing malignant from benign microscopic skin lesions using desorption electrospray ionization mass spectrometry imaging. *Proc Natl Acad Sci USA* 2018; 115: 6347–6352.

[7]　Chan LS. Mohs micrographic surgery sine microscopy: Is mass spectrometry an upcoming intraoperative cancer margin assessment tool? *Ann Clin Oncol* 2019; 1(1): 1–3. http://dx.doi.org/10.31487/j.ACO.2018.01.06.

[8]　Rogers HW, Weinstock MA, Harris AR, et al. Incidence estimate of nonmelanoma skin cancer in the United States, 2006. *Arch Dermatol* 2010; 146: 283–287. Doi: 10.1001/archdermatol.2010.19.

[9]　Rogers HW, Weinstock MA, Feldman SR, et al. Incidence estimate of nonmelanoma skin cancer (keratinocyte carcinomas) in the U.S. Population, 2012. *JAMA Dermatol* 2015; 151(10): 1081–1086. Doi: 10.1001/jamadermatol. 2015.1187.

[10]　Urban PL. Quantitative mass spectrometry: An overview. *Philos Trans A Math Phys Eng Sci* 2016; 374(2079): 20150382. Doi: 10.1098/rsta.2015.0382.

[11]　Zhu R and Chan LS. Emerging biomedical analysis: Mass spectrometry. In: Chan LS and Tang WC. Eds. *Engineering-Medicine: Principles and Applications of Engineering in Medicine*. CRC Press, Boca Raton, FL, 2019; pp. 280–298.

[12]　Santagata S, Eberlin LS, Norton I, et al. Intraoperative mass spectrometry mapping of an onco–metabolite to guide brain tumor surgery. *Proc Natl Acad Sci USA* 2014; 111(30): 11121–11126.

[13]　[THERMOFISHER] Orbitrap explorisTM 240 mass spectrometer. ThermoFisher Scientific. [thermofisher.com/order/catalog/product/BRE725535#/BRE725535] Accessed June 19, 2020.

第四篇
精准皮肤医学

Precision Cutaneous Medicine

第9章　遗传性皮肤病的基因编辑疗法

Gene Editing Therapies for Genodermatoses

Adam Sheriff　Imogen Brooks　Joanna Jacków　著

李　政译　张　悦校

一、概述

　　基因或基因组编辑是一种直接在基因组水平上纠正致病突变的疗法。通过重建皮肤中的正常基因和蛋白质功能，使疾病得到永久治愈。基因编辑通常在特定位点的 DNA 中形成单链或双链断裂（double-strand break，DSB），并通过细胞的内源性修复机制在该位点引入特定的基因。当发生 DSB 时，哺乳动物细胞会采用以下两种机制之一来修复其 DNA：非同源末端连接（non-homologous end joining，NHEJ）或同源定向修复（homology-directed repair，HDR）。NHEJ 介导的修复是在 DSB 后直接连接 DNA 的两端，效率高易出错，并且往往会在 DSB 位点发生不受控制的基因插入或删除（缺失）[1, 2]。这是一种破坏基因的可靠方法，临床上在需要基因敲除的情况下（如显性失活突变[1] 或外显子跳跃[3]）非常有用。另外，HDR 是利用同源重组将内源性或外源性供体 DNA 结合起来进行高保真修复，从而精确切除突变。HDR 可用于以逆转疾病基因型为目标的基因编辑疗法[4]。或者可通过细胞碱基切除修复技术，进行单链破坏，随后标记碱基，来改变 DNA 序列[5]。

　　皮肤因其便于活检取材和治疗，所以更适合基因编辑治疗[6]。而且通过皮肤的视诊，可以监测基因编辑组织的阳性或阴性结果（图9-1）。遗传性皮肤病是一类罕见的遗传相关皮肤病，可通过基因编辑进行治疗，如大疱性表皮松解症（这是一组发生水疱、皮肤脆性增加和可能系统受累的皮肤病[7]）、某些类型的鱼鳞病和内瑟顿综合征（Netherton syndrome，NS）等。此外还有 300 多种其他种类遗传性皮

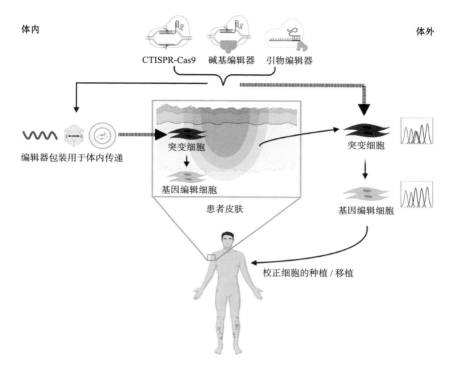

体内

CTISPR-Cas9 碱基编辑器 引物编辑器

体外

编辑器包装用于体内传递

突变细胞

基因编辑细胞

患者皮肤

突变细胞

基因编辑细胞

校正细胞的种植 / 移植

▲ 图 9-1 遗传性皮肤病的当前基因编辑工具概述，包括 CRISPR-Cas9、碱基编辑器和引物编辑器

包括体外和体内两种传递方法（由 BioRender.com 创建）

肤病，涉及 500 多个不同的基因[8, 9]。

二、需求分析

目前而言，遗传性皮肤病的治疗仅能改善症状，而无治疗效果或显著提高患者的生存期和生活质量。因此，迫切需要治疗遗传性皮肤病的新方法。分子诊断学的进展已经能够识别许多遗传性皮肤病的突变基因，为基因编辑疗法永久逆转突变并治愈疾病铺平了道路。在治疗遗传性皮肤病中，基因编辑疗法不同于基因添加疗法，后者通过引入外源性基因拷贝重组蛋白质表达。基因添加疗法已在 EB 中获得成功[10-13]，然而该技术面临包括不准确的时间－空间基因表达、潜在的插入突变或基因毒性、异常剪接和治疗性转基因的逐渐消失的挑战[1, 3, 6]。正在探索蛋白质、细胞替代和基于 RNA 水平的治疗，仍需要更多的疗效证据[14]。基因编辑疗法为实现长期治疗效果和生理性基因表达提供了理想的替代方案[15]。

三、技术

（一）CRISPR-Cas 基因编辑

以前主要有三种工具通过引入 DSB 和供体 DNA 诱导 HDR 来进行位点特异性基因编辑：大型核酸酶、锌指核酸酶（zinc finger nucleases，ZFN）和转录激活因子样效应物核酸酶（TALE nucleases，TALEN）[7]。2012 年，Jinek 等发现了一种新的更具优势的基因编辑技术[16]，成簇的规则间隔的短回文重复（clustered regularly interspaced short palindromic repeat，CRISPR）序列与 CRISPR 相关（CRISPR-associated，Cas）的核酸酶蛋白相结合，可以高度特异性地靶向操纵基因组[8]。CRISPR-Cas 系统是细菌和古细菌在进化过程中形成的免疫系统[16]，来自病原体的序列被转录成 "CRISPR RNA"（crRNA），介导 Cas 核酸内切酶在病原体特定 DNA 上形成 DSB 从而切断它。合成的 crRNA 又称为（单）向导 RNA［（s）gRNA］，将 Cas 核酸内切酶定位到 20 碱基长度的核苷酸序列上产生特应性 DNA 切割。与 ZFN 和 TALEN 相比，合成靶向用于精确基因组的 gRNA 更简单、经济实惠，并且具有更大的可扩展性[1, 6, 17]。"多路复用"（多重编辑）也是可行的。编码多个 gRNA 可以同时编辑基因组的多个位点，使得 CRISPR-Cas9 系统具有更广泛的适用性[17]。其中 CRISPR-Cas9 系统是研究最深入、应用最成熟的一种类别[2, 17, 18]。

针对不同遗传性皮肤病中的致病突变，CRISPR-Cas9 系统已被用

于多项研究中。EB 因其为单基因突变、发病机制明确，成为 CRISPR-
Cas9 编辑的最佳选择。EB 一般根据水疱形成的位置可分为三种亚型：
单纯性 EB（EB simplex，EBS）、交界性 EB（junctional EB，JEB）和
营养不良性 EB（dystrophic EB，DEB）。DEB 是由 *COL7A1* 基因突变
引起的，由于锚原纤维（anchoring fibril，AF）功能缺陷，导致致密下
层出现水疱[7]。DEB 以常染色体显性（DDEB）或隐性（RDEB）遗传。
有研究显示，NHEJ 依赖的外显子跳跃可去除 RDEB 中 *COL7A1* 基因
的外显子 80 的移码突变[3]。NHEJ 以 66.5% 的有效率去除了携带突变
的外显子 80，随后将编辑过的角质形成细胞移植到小鼠上证明了皮肤
表型可长期恢复。然而并非所有外显子都可以在保留 C7 功能的同时被
去除，因此这种方法不适用于所有突变[19, 20]。此外 NHEJ 介导的方法
尽管有效，但插入或删除突变可能会产生基因产物的异质混合，引起
临床安全问题。

　　显性营养不良性 EB（dominant dystrophic EB，DDEB）具有显性
负效应，因为其突变等位基因产生的 C7 损害了正常等位基因的基因产
物。NHEJ CRISPR/Cas9 可以在突变的等位基因中诱导无义突变，导致
病原性 RNA 和蛋白质的快速降解，而使正常的 C7 蛋白质不受影响。
Shinkuma 等在 iPSC 中证明了这一点，他们针对的是 DDEB 的 C7 基因
中外显子 109 的致病性突变[14]。该研究证实了 CRISPR-Cas9 系统具有
高特异性，不会靶向未突变的等位基因，并提示我们可以对其他具有
显性负效应的遗传性皮肤病（如 EBS）采用类似的疗法。

　　HDR 依赖的 CRISPR-Cas9 已被用于 EB 的其他突变。Izmiryan 等
编辑了一个 RDEB 突变，在编辑克隆时未采用基于抗生素或荧光的选
择，这对于临床应用是至关重要的[21]。原代患者细胞 HDR 效率低，仅
有 15.7% 的校正率[22, 23]。小鼠移植证明本研究中 26% 的 C7 恢复可形
成正常的 AF，然而维持皮肤稳定性所需的最低 C7 水平一般被认为是
35%，这表明该方法的效率可能不足以促进 RDEB 患者的 AF 形成[24]。

　　HDR 仅在分裂细胞中 DNA 复制后才激活，这导致了 HDR 在有丝

分裂后细胞中的低效率（0.5%～20%）[1]。为了解决这个问题，可以从原代细胞中提取增殖诱导多能干细胞（iPSC），以促进基于 HDR 的高效编辑和编辑的单细胞克隆的分离[25, 26]。Jackòw 等通过使用 CRISPR-Cas9 靶向 RDEB 患者来源的 iPSC 中的 *COL7A1* 突变，证明了该方法的可行性[27]。他们成功地以分别高达 58% 和 42% 的效率纠正了单等位基因和双等位基因突变，并将编辑后的 iPSC 定向分化为 3D 人类皮肤等效模型（human skin equivalents，HSE）。将 HSE 移植到小鼠上可引起 C7 沉积和 AF 形成，从而逆转 RDEB 的表型标志。尽管患者来源的 iPSC 可以提高编辑效率并规避原代细胞的低扩增耐受性，但 iPSC 具有局限性[27]。没有动物免疫原性的 iPSC 尚未完全用于临床应用。快速增殖还可引起致癌基因和肿瘤抑制基因（如 p53）的突变，从而增加发生肿瘤的风险[28, 29]。因此无异种 iPSC 的建立和严格的基因组完整性测试对于 iPSC 在遗传性皮肤病的临床应用中显然是必不可少的[30]。低效率的 HDR 也可以通过 NHEJ 抑制药、HDR 增强剂和化学修饰的 DNA 供体模板来改善，它们共同作用可以将 HDR 效率提高 7 倍[31]。

　　CRISPR-Cas9 的潜力是显而易见的，然而安全问题仍然存在[32]。Cas9 可能会切割基因组上具有与目标基因相似序列的位点，引入不需要的 DSB 和突变[33]，并对基因功能产生潜在的有害影响或产生致瘤性。因此有必要减少所有临床基因编辑工具中的脱靶编辑。这可以通过使用计算机工具（如 CRISPR 设计工具 Broad Institute[33] 和编辑后的全基因组脱靶筛选[34]）仔细设计 gRNA 来解决。高度特异性核酸酶的开发，如高保真 Cas9（Cas9-HF1），也几乎检测不到脱靶编辑[32]。此外一种改良的 Cas9 效应器，被称为 Cas9 切口酶（Cas9 nickase，Cas9n），在纠正 RDEB 突变时可减少脱靶效应[35]。切口酶能切开 DNA 的一条链，形成一个"缺口"或使单链断开。配合一对 gRNA 来切割目的 DNA 的两条链以形成双缺口。切口酶不仅可以提高安全性，还可以提高 HDR 效率[35]。

　　除了上述的治疗作用外，CRISPR-Cas9 还可以作为遗传性皮肤疾病建模的工具。内瑟顿综合征是一种隐性遗传病，其特征是皮肤屏障受损、鱼鳞病、竹节状发和特应性体质[36]，是由编码 LEKTI 蛋白的 *SPINK5* 突变引起的。可以利用 NHEJ 靶向切除人角质形成细胞中 *SPINK5* 基因的外显子 1 来创建内瑟顿综合征体内外模型，该模型有高达 81% 的等位基因缺失[37]。随后转染携带 *SPINK5* 的慢病毒，在内瑟顿综合征模型中观察到 LEKTI 表达恢复，表皮结构恢复正常。这证实了可使用 CRISPR-Cas9 开发疾病模型，并且基于这些模型可以在人体细胞水平上研究内瑟顿综合征或其他遗传性皮肤病的疗法。

（二）碱基编辑

碱基编辑是一种新型基因编辑工具，可以在没有供体 DNA 模板或 DSB 的情况下在序列中实现精确定点突变[38]。因此与 CRISPR-Cas9 和其他基因编辑工具相比，碱基编辑导致的插入缺失形成最少[39]。此外由于精确编辑不依赖于 HDR 引入的供体模板，因此基因修复效率更高，尤其是在有丝分裂后细胞中[40, 41]。碱基编辑器是通过将无核酸内切酶活性的 Cas9 核酸酶（dCas9）与单链 DNA 特异性胞嘧啶脱氨酶融合而开发的[42]。dCas9 可以通过 gRNA 与特定的靶基因结合，但不切割 DNA 骨架[40]。dCas9 将基因组 DNA 的一小部分暴露在单链 "R-环" 中，为胞嘧啶脱氨酶提供底物以修饰 DNA[39]。胞嘧啶脱氨酶将胞嘧啶脱氨基转化为尿嘧啶，在 DNA 复制过程中则变为胸腺嘧啶，那么产生的结果就是碱基 C 变成了碱基 T；同时，互补链上原来与 C 互补的 G 将会替换为 A。当腺嘌呤脱氨酶代替胞嘧啶脱氨酶时则成了一类 "腺嘌呤碱基编辑器"（adenine base editors，ABE），可以将 A：T 碱基对转化为 G：C 碱基对[43]。胞嘧啶碱基编辑器（cytosine base editors，CBE）和 ABE 可编码基因组中所有 4 种转变（C＞T、A＞G、T＞C 和 G＞A）[43]。

尽管上述优势使碱基编辑治疗成为热门选择，但必须清醒认识到其临床应用仍旧存在阻碍[44]。当由 CGA 编码的精氨酸变成终止密码子（TGA）时，就会发生无义突变，这通常会导致 mRNA 被截断，蛋白质表达缺失而导致严重表型变异。使用 ABE 可以逆转皮肤病中这些 C>T 突变[41]。相反，CBE 可以将三核苷酸重复转换为终止密码子[45]，这是一种有前景的策略，可以精确破坏基因用于疾病建模或敲除突变的等位基因来治疗显性负性效应。

这些优势使碱基编辑成为极具吸引力的选择，然而目前有不少阻碍其治疗应用的障碍。类似于 Cas9 核酸酶，碱基编辑器需要 5′–NGG 前间区序列邻近基序（PAM）位于靶基因的下游以进行结合。相比之下，依赖 R– 环限制了 ABE 和 CBE 的核苷酸编辑[46]，活动窗口需位于 PAM（21–23 位点）上游的 4～8 个位点。这种精确的位置需求意味着，由于 PAM 位点不合适，大约 74% 的致病性突变无法作为碱基编辑的靶向目标[47]。所以现有研究通过扩大活动窗口和改变 dCas9 核酸酶来识别替代 PAM 位点，扩展碱基编辑器的编辑范围[39]。

尽管与 CRISPR-Cas9 相比，碱基编辑的全基因组脱靶编辑更少，但 CBE 和 ABE 会在活性窗口中导致非预期的其他胞嘧啶或腺嘌呤的脱靶变化。这种"旁观者编辑"随着活动窗口的扩大而更为普遍。因此，在选择基本编辑器变体时，必须仔细权衡目标范围和脱靶趋势。用于临床治疗时，旁观者突变越少越好，这可以通过选择具有狭窄活动窗口和高特异性序列的变体来实现[39]。现在已有新研发的碱基编辑器，大大减少了旁观者编辑的同时仍保留了高目标效应[48]。例如，碱基编辑器 eA3A-BE3 具有较低的旁观者编辑，只对胸腺嘧啶后的胞嘧啶具有活性，以比 BE3 高得多（＞40 倍）的精确度校正人 β– 珠蛋白生成障碍性贫血启动子突变[47]。

碱基编辑不断发展成为一种更安全、更有效的工具，预示着未来在遗传性皮肤病治疗中颇有应用前景，然而目前仍缺乏研究数据支持。Osborn 等在体外实验中利用 ABE 来纠正 RDEB 成纤维细胞中的 *COL7A1* 突变，达到了 23.8% 纯合子和 8.2% 杂合子突变的校正率[41]。在体外和体内实验中证实全长度 C7 表达得以恢复。然而，该实验存在可检测的旁观者编辑，导致保守的 Val＞Ala 氨基酸转变。这说明了选择活动窗口和碱基编辑器变体以尽量减少旁观者编辑的重要性。

自 Osborn 等发明"ABEmax"以来，ABE 已有很多变体被开发，例如"ABE8"是其中一种优化变体[41, 49]。ABE8 进一步提高 ABE 的效率：编辑 CD34+ 细胞的效率提高到 60%，并将原代人类 T 细胞的编辑效率提高到 99%[50]。化学修饰通过稳定编码 ABE 及其 gRNA 的 mRNA 也提高了编辑效率[51]。增加不同个数的核定位信号及使用优化的密码子序列在 CBE 基础上构建的碱基编辑器可在各种哺乳动物细胞进行高效编辑[52]。

在快速发展的碱基编辑领域，具有应用前景的创新层出不穷，其中包括"CG"碱基编辑器（"CG" base editors，CGBE），它可以将 C·G 转换为 G·C 碱基对，是碱基编辑首次被用于纠正颠换突变[53]。然而，碱基编辑机制将其限制为仅仅纠正替代突变，仍需要利用其他工具来靶向致病性插入和删除。总之，碱基编辑在未来遗传性皮肤病的研究和治疗中将发挥越来越大的作用。

（三）引物编辑

Liu 等（也是碱基编辑的开发团队）最近描述了一种全新的基因组编辑方法，称为"引物编辑"[54]。引物编辑开创了一种不引入 DSB 和供体 DNA 模板的前提下，实现靶位点的插入、缺失和所有碱基替换的方法。引物编辑利用引物编辑引导 RNA（prime editing guide RNA，pegRNA），将 Cas9 切口酶引导至靶位点，切割含 PAM 的一条链，产生单链断裂或"切口"。pegRNA 还包含了另外一段编辑序列，断裂的靶 DNA 链与 pegRNA 的 3′ 末端序列互补并结合，之后逆转录酶发挥功能，沿逆转录模板序列开始逆转录反应。反应结束后 DNA 链的切口处会形成处在动态平衡中的 5′- 和 3′- 折叠结构，其中 3′- 折叠的 DNA 链携带有目标突变，而 5′- 折叠结构的 DNA 链则无任何突变。不含突变的 5′- 折叠结构易被结构特异性内切酶识别并切除（如 FEN1 和 EXO1），之后经 DNA 连接和修复，靶位点处便实现了精准的基因编辑。因此，引物编辑系统由两部分构成：pegRNA 和引物编辑器（prime editor，PE）蛋白，该蛋白包含与逆转录酶（reverse transcriptase，RT）域相连的 RNA 引导的 DNA 切口域。

PE3 是最新的 PE 工具，与 PE2 不同，它在未编辑链上引入切口，让细胞利用编辑过的链作为模板来重新合成第二条链[55]。因此 PE3 与 PE2 相比，将编辑效率提高 3 倍，并已被证明以 55% 的平均编辑率在三个基因组位点引入了 12 种插入、缺失和（或）点突变组合。PE3 的编辑效率可与 CRISPR-Cas9 介导的 HDR 相媲美，同时显著降低插入和删除的产生和脱靶效应。与碱基编辑器相比，一种较新的 CBE 变体 BE4max 比 PE3 有更高的编辑效率，但它出现了 PE3 没有的旁观者编辑。这两种编辑器的插入和删除发生频率一样低。

引物编辑因其高效和安全，已在纠正镰状细胞和 Tay-Sachs 病突变治疗中显示了初步成效。目前尚缺乏在遗传性皮肤病中相关的研究报道。

四、待解决的问题

由于存在临床前研究和临床应用之间的脱节，将基因编辑工具用于患者细胞仍旧困难重重。前面提到的所有基因编辑技术之间的共同点是，它们需要一种方法来有效地进入靶细胞从而改变基因组来进行治疗（图 9-1）。当前的方法可以大致分为两大类即体外输送和体内输送[56]。

体外疗法包括在实验室中编辑从患者身上取出的自体细胞或其他来源的细胞，然后通过注射或移植将基因编辑过的细胞转移回患者体内。有研究表明，电穿孔可以渗透细胞并载入核酸或核糖核蛋白（ribonucleoprotein，RNP）形式的基因编辑器，使用病毒载体或脂质纳米颗粒的递送亦有记载[56]。病毒载体的缺点是核酸酶会连续表达，而通过电穿孔传递 mRNA 和蛋白质只有短暂的编辑活动，从而减少脱靶效应。体外传递目前比体内传递具有更高的编辑效率，并可以在移植前对编辑结果进行质量控制。目前还没有针对遗传性皮肤病的临床相关体外研究。体外传递仍然是大多数其他基因编辑临床试验的首选方式，其中在研究前沿的是肿瘤免疫治疗和血红蛋白病[57]。在皮肤病中，体外基因添加疗法（包括使用表皮片移植和成纤维细胞注射）已在临床上率先应用，这表明未来的基因编辑细胞技术可以采用类似的方法[12, 13, 58]。然而皮肤的显著位点特异性、异质性与表面积大等特点可能对全身体外治疗带来挑战[59]。

在体内系统中，直接在患者身上进行原位基因组编辑，可以同时靶向多个组织，因此在具有全身表现或大面积病变的遗传性皮肤病中具有临床意义。此外，体内编辑可以对不易在体外培养和校正的细胞及移植后不能返回其源组织的细胞发挥治疗作用。然而，由于在体内治疗过程中无法对细胞进行不良编辑筛选，因此对生物安全性的要求更高，需要进一步优化基因编辑器。

已有研究的体内传递途径包括病毒、脂质纳米粒子、细胞穿膜肽（cell-penetrating peptides，CPP）和纳米材料[53]。在病毒载体中，腺相关病毒（adeno-associated viruses，AAV）可能最有希望，因为它们具有较低的免疫原性和缺乏基因组整合。然而最大 AAV 包装尺寸限制了整个编辑器的传递，这意味着可能需要拆分组件。脂质纳米粒子允许传递完整的现成的 RNP 复合物，从而促进快速反应并控制剂量，最大限度地减少脱靶编辑。已有报道，通过脂质纳米粒子将 Cas9 传递至大鼠体内的细胞，发挥了 97% 的敲低效率[60]。然而其在人类中的免疫原性特征仍需经过充分研究。CPP 也显示了传递 Cas9 RNP 的早期前景[61]。然而它们的毒性和免疫原性尚未得到充分研究，并且与金纳米粒子和聚合物纳米粒子一样，它们尚未显示出对碱基编辑器的作用[53]。外泌体是天然存在的细胞外载体（extracellular vehicles，EV），可与细胞膜结合并在体内注射后在细胞内分泌 CRISPR Cas9 RNP 复合物[62]。总之，需要进一步研究降低这些方法的潜在细胞毒性以构建更为强大稳健的大型基因编辑物传递系统。

五、结论

CRISPR-Cas9 基因编辑系统具有对基因突变和细胞系的稳健编辑、精确靶向及设计新 gRNA 的简单性，彻底革新了该领域。但仍需克服脱靶编辑、插入缺失形成和低 HDR 效率，未来才可以应用于遗传性皮肤病的治疗。

碱基编辑器和引物编辑器可以提供协同作用。当活动窗口内没有或几乎没有旁观者碱基时，碱基编辑器可以有效地纠正转换突变。但当可能发生旁观者碱基编辑或目标核苷酸不在活动窗口中时，引物编辑器可以纠正插入、删除和颠换。在不同细胞系中引物编辑的有效性及其全基因组脱靶位点检测的数据仍有待研究。

除了扩展基因编辑工具外，还有很多工作为 CRISPR-Cas9、碱基编辑器和引物编辑器系统建立体外和体内传递系统打下了基础。

因此，尽管是难以实现的，但针对遗传性皮肤病中致病基因突变的基因编辑修复方法已取得令人期待的进展。需要克服的困难仍有很多，包括脱靶编辑、不一致的编辑效率和优化传递方法，特别是对于体内应用。正如双诺贝尔奖获得者居里夫人所说："不要沉迷于过去已完成的，要放眼于未来付诸行动。"本章旨在概述突破性的工作进展引发了转化研究的爆炸式增长，并取得了可喜的进展。毫无疑问，基因编辑的首个临床试验将很快进行，并为研究者、临床医生和患者带来值得期待的未来。

参考文献

[1] Guitart JR, Johnson JL, and Chien WW. Research techniques made simple: The application of CRISPR–Cas9 and genome editing in investigative dermatology. *J. Invest. Dermatol.* Elsevier B.V. 2016; 136.

[2] Li H, Yang Y, Hong W, et al. Applications of genome editing technology in the targeted therapy of human diseases: Mechanisms, advances and prospects. *Signal*

Transduct. Target. Ther. Springer Nature 2020; 5.

[3] Bonafont J, Mencía á, García M, et al. Clinically relevant correction of recessive dystrophic epidermolysis bullosa by dual sgRNA CRISPR/Cas9–mediated gene editing. *Mol. Ther* 2019; 27: 986–998.

[4] Moreno AM and Mali P. Therapeutic genome engineering via CRISPR–Cas systems. *Wiley Interdiscip. Rev. Syst. Biol. Med* 2017; 9: e1380.

[5] Jeong YK, Song B, and Bae S. Current status and challenges of DNA base editing tools. *Mol. Ther*. Cell Press 2020; 28.

[6] Baker C and Hayden MS. Gene editing in dermatology: Harnessing CRISPR for the treatment of cutaneous disease. *F1000Research* 2020; 9: 281.

[7] Salam A, Proudfoot LE, and McGrath JA. Inherited blistering skin diseases: Underlying molecular mechanisms and emerging therapies. *Ann. Med* 2014; 46: 49–61.

[8] Has C, South A, and Uitto J. Molecular therapeutics in development for epidermolysis bullosa: Update 2020. *Mol. Diagn. Ther*. Adis 2020; 24).

[9] Naso G and Petrova A. CRISPR/Cas9 gene editing for genodermatoses: Progress and perspectives. *Emerg. Top. Life Sci*. Portland Press Ltd 2019; 3.

[10] Mavilio F, Pellegrini G, Ferrari S, et al. Correction of junctional epidermolysis bullosa by transplantation of genetically modified epidermal stem cells. *Nat. Med* 2006; 12: 1397–1402.

[11] De Rosa L, Carulli S, Cocchiarella F, et al. Long–term stability and safety of transgenic cultured epidermal stem cells in gene therapy of junctional epidermolysis bullosa. *Stem Cell Rep* 2014; 2: 1–8.

[12] Hirsch T, Rothoeft T, Teig N, et al. Regeneration of the entire human epidermis using transgenic stem cells. *Nature* 2017; 551: 327–332.

[13] Siprashvili Z, Nguyen NT, Gorell ES, et al. Safety and wound outcomes following genetically corrected autologous epidermal grafts in patients with recessive dystrophic epidermolysis bullosa. *JAMA—J. Am. Med. Assoc* 2016; 316: 1808–1817.

[14] Shinkuma S, Guo Z, and Christiano AM. Site–specific genome editing for correction of induced pluripotent stem cells derived from dominant dystrophic epidermolysis bullosa. *Proc. Natl. Acad. Sci. U. S. A* 2016; 113: 5676–5681.

[15] Benati D, Miselli F, Cocchiarella F, et al. CRISPR/Cas9–mediated in situ correction of LAMB3 gene in keratinocytes derived from a junctional epidermolysis bullosa

patient. *Mol. Ther* 2018; 26: 2592–2603.

[16] Jinek M, Chylinski K, Fonfara I, et al. A programmable dual–RNA— guided DNA endonuclease in adaptive bacterial immunity. *Science* 2012; 337: 816–821.

[17] Cong L, Ran FA, Cox D, et al. Multiplex genome engineering using CRISPR/ Cas systems. *Science* 2013; 339: 819–823.

[18] Mali P, Yang L, Esvelt KM, et al. RNA–guided human genome engineering via Cas9. *Science* 2013; 339: 823–826.

[19] Bornert O, Kühl T, Bremer J, et al. Analysis of the functional consequences of targeted exon deletion in COL7A1 reveals prospects for dystrophic epidermolysis bullosa therapy. *Mol. Ther* 2016; 24(7): 1302–1311.

[20] Turczynski S, Titeux M, Tonasso L, et al. Targeted exon skipping restores type VII collagen expression and anchoring fibril formation in an in vivo RDEB model. *J. Invest. Dermatol* 2016; 136(12): 2387–2395.

[21] Izmiryan A, Ganier C, Bovolenta M, et al. Ex Vivo COL7A1 correction for recessive dystrophic epidermolysis bullosa using CRISPR/Cas9 and homology-directed repair. *Mol. Ther—Nucleic Acids* 2018; 12: 554–567.

[22] Izmiryan A, Danos O, and Hovnanian A. Meganuclease–mediated COL7A1 gene correction for recessive dystrophic epidermolysis bullosa. *J. Invest. Dermatol* 2016; 136(4): 872–875.

[23] Osborn MJ, Starker CG, McElroy AN, et al. TALEN–based gene correction for epidermolysis bullosa. *Mol. Ther* 2013; 21: 1151–1159.

[24] Tolar J and Wagner JE. Allogeneic blood and bone marrow cells for the treatment of severe epidermolysis bullosa: Repair of the extracellular matrix. *The Lancet* 2013; 382(9899): 1214–1223.

[25] Yumlu S, Stumm J, Bashir S, et al. Gene editing and clonal isolation of human induced pluripotent stem cells using CRISPR/Cas9. *Methods* 2017; 121–122: 29–44.

[26] Takahashi K, Tanabe K, Ohnuki M, et al. Induction of pluripotent stem cells from adult human fibroblasts by defined factors. *Cell* 2007; 131(5): 861–872.

[27] Jacków J, Guo Z, Hansen C, et al. CRISPR/Cas9–based targeted genome editing for correction of recessive dystrophic epidermolysis bullosa using iPS cells. *Proc. Natl. Acad. Sci. U. S. A* 2019; 116: 26846–26852.

[28] Ihry RJ, Worringer KA, Salick MR, et al. P53 inhibits CRISPR–Cas9 engineering in human pluripotent stem cells. *Nat. Med* 2018; 24: 939–946.

[29] Lee AS, Tang C, Rao MS, et al. Tumorigenicity as a clinical hurdle for pluripotent

stem cell therapies. *Nat. Med* 2013; 19: 998–1004.

[30] Jeriha J, Kolundzic N, Khurana P, et al. mRNA–based reprogramming under xeno–free and feeder–free conditions. *Methods Mol. Biol. Clifton NJ* 2020.

[31] Skarnes WC, Pellegrino E, and McDonough JA. Improving homology–directed repair efficiency in human stem cells. *Methods* 2019; 164–165: 18–28.

[32] Uitto J, Bruckner–Tuderman L, Christiano AM, et al. Progress toward treatment and cure of epidermolysis bullosa: Summary of the DEBRA international research symposium EB2015. *J. Invest. Dermatol.* Elsevier B.V. 2016; 136.

[33] Ran FA, Hsu PD, Wright J, et al. Genome engineering using the CRISPR–Cas9 system. *Nat. Protoc* 2013; 8: 2281–2308.

[34] Khan SH. Genome–editing technologies: Concept, pros, and cons of various genome–editing techniques and bioethical concerns for clinical application. *Mol. Ther—Nucleic Acids.* Cell Press 2019; 16.

[35] Kocher T, Wagner RN, Klausegger A, et al. Improved double–nicking strategies for COL7A1–editing by homologous recombination. *Mol. Ther—Nucleic Acids* 2019; 18: 496–507.

[36] Hannula–Jouppi K, Laasanen SL, Ilander M. et al. Intrafamily and interfamilial phenotype variation and immature immunity in patients with Netherton syndrome and Finnish SPINK5 founder mutation. *JAMA Dermatol* 2016; 152(4): 435–442.

[37] Gálvez V, Chacón–Solano E, Bonafont J, et al. Efficient CRISPR–Cas9– mediated gene ablation in human keratinocytes to recapitulate genodermatoses: Modeling of Netherton syndrome. *Mol. Ther-Methods Clin. Dev* 2020; 18: 280–290.

[38] Anzalone AV, Koblan LW, and Liu DR. Genome editing with CRISPR—Cas nucleases, base editors, transposases and prime editors. *Nat. Biotechnol.* Nature Research 2020; 38.

[39] Huang TP, Newby GA, and Liu DR. Precision genome editing using cytosine and adenine base editors in mammalian cells. *Nat. Protoc* 2021; 16: 1089–1128.

[40] Komor AC, Kim YB, Packer MS, et al. Programmable editing of a target base in genomic DNA without double–stranded DNA cleavage. *Nature* 2016; 533: 420–424.

[41] Osborn MJ, Newby GA, McElroy AN, et al. Base editor correction of COL7A1 in recessive dystrophic epidermolysis bullosa patient–derived fibroblasts and iPSCs. *J. Invest. Dermatol* 2020; 140: 338–347.e5.

[42] Komor AC, Badran AH, and Liu DR. Editing the genome without double–stranded

DNA breaks. *ACS Chem. Biol*. American Chemical Society 2018: 13.

[43] Gaudelli NM, Komor AC, Rees HA, et al. Programmable base editing of T to G C in genomic DNA without DNA cleavage. *Nature* 2017; 551: 464–471.

[44] Whittock NV, Ashton GHS, Mohammedi R, et al. Comparative mutation detection screening of the type VII collagen gene (COL7A1) using the protein truncation test, fluorescent chemical cleavage of mismatch, and conformation sensitive gel electrophoresis. *J. Invest. Dermatol* 1999; 113(4): 673–686.

[45] Rees HA and Liu DR. Base editing: Precision chemistry on the genome and transcriptome of living cells. *Nat. Rev. Genet*. Nature Publishing Group 2018. 19.

[46] Coluccio A, Miselli F, Lombardo A, et al. Targeted gene addition in human epithelial stem cells by zinc–finger nuclease–mediated homologous recombination. *Mol. Ther* 2013; 21: 1695–1704.

[47] Gehrke JM, Cervantes O, Clement MK, et al. An APOBEC3A–Cas9 base editor with minimized bystander and off–target activities. *Nat. Biotechnol* 2018; 36: 977–982.

[48] Doman JL, Raguram A, Newby GA. et al. Evaluation and minimization of Cas9–independent off–target DNA editing by cytosine base editors. *Nat. Biotechnol* 2020; 38(5): 620–628.

[49] Richter MF, Zhao KT, Eton E. et al. Phage–assisted evolution of an adenine base editor with improved Cas domain compatibility and activity. *Nat. Biotechnol* 2020; 38: 883–891.

[50] Gaudelli NM, Lam DK, Rees HA, et al. Directed evolution of adenine base editors with increased activity and therapeutic application. *Nat. Biotechnol* 2020;38. 892–900.

[51] Jiang T, Henderson JM, Coote K, et al. Chemical modifications of adenine base editor mRNA and guide RNA expand its application scope. *Nat. Commun* 2020;11. 1979.

[52] Koblan LW, Doman JL, Wilson C, et al. Improving cytidine and adenine base editors by expression optimization and ancestral reconstruction. *Nat. Biotechnol* 2018; 36: 843–846.

[53] Porto EM, Komor AC, Slaymaker IM, et al. Base editing: Advances and therapeutic opportunities. *Nat. Rev. Drug Discov* 2020; 19: 839–859.

[54] Anzalone AV, Randolph PB, Davis JR, et al. Search–and– replace genome editing without double–strand breaks or donor DNA. *Nature* 2019: 576; 149–157.

[55] Matsoukas IG. Prime editing: Genome editing for rare genetic diseases without double–strand breaks or donor DNA. *Front. Genet* 2020: 11.

[56] Cox DBT, Platt RJ, and Zhang F. Therapeutic genome editing: Prospects and challenges. *Nat. Med* 2015; 21: 121–131.

[57] Ernst MPT, Broeders M, Herrero–Hernandez P, et al. Ready for repair? Gene editing enters the clinic for the treatment of human disease. *Mol. Ther—Methods Clin. Dev.* Cell Press 2020; 18.

[58] Lwin SM, Syed F, Di WL, et al. Safety and early efficacy outcomes for lentiviral fibroblast gene therapy in recessive dystrophic epidermolysis bullosa. *JCI Insight* 2019; 4.

[59] Sriram G, Bigliardi PL, and Bigliardi–Qi M. Fibroblast heterogeneity and its implications for engineering organotypic skin models in vitro. *Eur. J. Cell Biol.* Elsevier GmbH 2015; 94.

[60] Itoh M, Kawagoe S, Tamai K, et al. Footprint–free gene mutation correction in induced pluripotent stem cell (iPSC) derived from recessive dystrophic epidermolysis bullosa (RDEB) using the CRISPR/Cas9 and piggyBac transposon system. *J. Dermatol. Sci* 2020; 98: 163–172.

[61] Krishnamurthy S, Wohlford–Lenane C, Kandimalla S, et al. Engineered amphiphilic peptides enable delivery of proteins and CRISPR–associated nucleases to airway epithelia. *Nat. Commun* 2019; 10: 4906.

[62] Gee P, Lung MSY, Okuzaki Y, et al. Extracellular nanovesicles for packaging of CRISPR–Cas9 protein and sgRNA to induce therapeutic exon skipping. *Nat. Commun* 2020; 11: 1334.

第 10 章　大疱性表皮松解症的体外基因治疗
Ex vivo Gene Therapy for Epidermolysis Bullosa

Işın Sinem Bağcı　Kunju Sridhar

John A. M. Dolorito　M. Peter Marinkovich　著

张　悦　译　　李　政　校

一、概述

大疱性表皮松解症是一种遗传性皮肤病，其特征是皮肤完整性下降，并具有受外部机械创伤后引发水疱的共同特征。EB 是一组典型的在基因和环境共同作用下驱动的疾病，最早在 150 多年前有临床记录[1]，100 年前发现其三大亚型（包括单纯性 EB、交界型 EB 和营养不良性 EB），历经了长期的研究才对 EB 的临床变量和潜在分子病理学机制有所了解，从而得以发展 EB 的基因治疗[2]。本章囊括了一些针对这类疾病首次成功的基因治疗临床试验。不可否认的是，皮肤作为一个易获取的器官，在基因治疗研究中一直处于领先地位，我们从 EB 的皮肤基因治疗中学到了许多有价值的信息，可帮助指导未来对其他较难获得的非皮肤组织疾病的基因治疗。

在进化的过程中，从两栖动物开始，经过哺乳动物物种的进化，在上皮组织和间质组织的交界处进化出了一种特殊的基底膜结构。这种被称为锚定复合体[3]的进化后结构首先在透射电子显微镜下被观察到，是一种存在于与外部环境中相通的组织（如眼睛，鼻咽、口咽和喉气管黏膜，膀胱和远端泌尿生殖道，近端和远端胃肠道，尤其是皮肤）中的一种特殊的超微结构[4, 5]。明确了组成锚定复合体的蛋白质结构及细胞起源[6, 7]，有助于理解该蛋白质的进化目的在于面对破坏性外力时提供更多的组织凝聚力。潜在的基因突变导致锚定复合体中最关键的两个成分：层粘连蛋白 –332 和Ⅶ型胶原的缺陷，分别决定了大多数交界型大疱性表皮松解症（junctional epidermolysis bullosa，JEB）和所有营养不良型大疱性表皮松解症（dystrophic epidermolysis bullosa，DEB）的分子基础[8]。

层粘连蛋白 -332 是一种重要的上皮黏附蛋白，含有 α_3、β_3 和 γ_2 亚基[9]，通过与其他层粘连蛋白复合形成超微结构锚定细丝来促进组织完整性[10]。层粘连蛋白 -332 通常存在于皮肤、口咽和喉部基底膜中；然而，在重度 JEB 患者的组织中却不存在[11]。所以目前较为明确的是，层粘连蛋白 -332 缺乏是大多数 JEB 的原因[12, 13]。Ⅶ型胶原是一种大的三螺旋结构蛋白质，共包含 8833 个核苷酸[14]，由一个中心胶原三螺旋结构域和两个非胶原结构域 NC1 和 NC2 组成[6]。NC1 结构域与纤维连接蛋白、层粘连蛋白 -332、Ⅰ 型胶原和Ⅳ型胶原相互作用，提供真皮和表皮间的附着[15, 16]，而 NC2 结构域则启动了Ⅶ型胶原的三螺旋组装[17]。

二、需求分析

JEB 有很多异质性基因缺陷可能会影响基底膜蛋白的编码，包括胶原ⅩⅦ、整合素 $\alpha_6\beta_4$ 和网蛋白。然而，大多数 JEB 病例是由编码层粘连蛋白 -332 的基因突变引起的，特别是编码层粘连蛋白 -332 的 β_3 亚单位的 *LAMB3* 基因突变。层粘连蛋白 -332 基因的真正无效突变会导致重度 JEB，约占所有 JEB 患者的 1/5。重度 JEB 是致命的[8]，90% 的患者在出生后 1 年内就会死亡[18]，据大规模调查显示，平均死亡年龄为 5.8 个月，四个最常见的死亡原因分别是发育不良、呼吸衰竭、肺炎和脱水[19]。研究结果表明虽然患者存在严重的皮肤水疱，但致命的是黏膜糜烂。黏膜并发症包括口腔糜烂，因影响进食而导致体重减轻、脱水和发育迟缓；其他严重的黏膜并发症还包括咽喉及气道的糜烂引起气道阻塞[20]，导致呼吸困难、喘鸣、肺炎和呼吸骤停（Orphanet 线上数据库：79 404）。目前，重度 JEB 尚无有效治疗方法，一旦确诊，治疗主要聚焦于临终前皮肤及黏膜护理，以减轻病患痛苦[18, 19]。不太严重的层粘连蛋白 –332 基因突变只会导致层粘连蛋白 –332 功能的部分丧失，可能会产生一种非致命性但仍然严重的中间形式，称为中间性 JEB（黏膜损害相对较轻），或是一种更轻度的临床表现，称为局部性 JEB（仅在局部存在有限的皮肤水疱产生）[2, 21]。

根据最近的基因组建模研究，隐性遗传营养不良型大疱性表皮松解症（recessive dystrophic epidermolysis bullosa，RDEB）的发病率约为每百万新生儿中 95 例，美国大约有 4000 例患者[22]。RDEB 与编码Ⅶ型胶原的 COL7A1 基因的有害突变有关[23]。Ⅶ型胶原由角质形成细胞和成纤维细胞合成，形成锚原纤维，将表皮锚定在真皮上[7]。COL7A1 基因和Ⅶ型胶原功能失调使真皮和表皮间黏附力缺乏，导致创伤部位的表皮下形成水疱、损毁性瘢痕（手指融合形成的假指畸形）、食管狭窄、关节挛缩，以及指甲缺失或变形及牙齿畸形[2]。此外，重度 RDEB 患者会有预期寿命的缩短，有 70% 可能在 45 岁前因为慢性伤口内出现侵袭性转移性鳞状细胞癌而死亡[24]；较轻度的 RDEB 包括中间型、反转型和局部型 RDEB，也是由部分功能缺失的 COL7A1 突变引起的[21]。

三、体外基因治疗技术

（一）交界型大疱性表皮松解症的体外基因治疗

最近对非致命性 JEB 患者的基因治疗研究显示出了令人振奋的结果。在所研究的几个患者中，层粘连蛋白 –332 基因修正的自体表皮移植物表现出显著的可取性和持久性，其中 1 例患者在经过 80% 以上表皮基因修正后显示出较好的长期效果[25, 26]。这些研究是使用含逆转录病毒的载体来修改 LAMB3。整合病毒介导的基因转移（如逆转录病毒基因转移）由于通过病毒将治疗性基因插入染色体而显示出持久的表达。

层粘连蛋白 –332 基因置换成功的一个关键因素在于角质形成细胞对层粘连蛋白 –332 表达的绝对依赖性。通过在培养液中引入抑制性的层粘连蛋白 –332 抗体可解除层粘连蛋白 –332 的结合，例如正常角质形成细胞会聚集并从培养表面分离[27]。同样，缺乏层粘连蛋白 –332 的 JEB 角质形成细胞无法附着，需要在组织培养板上涂一层黏合剂，否则它们会聚集并从培养板表面脱落[28]。这种黏附选择特性在层粘连蛋白 –332 基因转移后非常有用，因为在体外细胞扩增和移植生产过程中，只有转导的层粘连蛋白 –332 阳性细胞可以附着和生长，而非黏附性、非转导的层粘连蛋白 –332 缺陷细胞将脱落。因此，这种利用细胞黏附作为体外选择工具来产生表达层粘连蛋白 –332 的角质形成细胞的纯化培养无疑是层粘连蛋白 –332 自体表皮移植治疗 JEB 成功的关键因素[25]。

层粘连蛋白 –332 抑制抗体在人和小鼠皮肤中分离表皮和真皮的能力表明，层粘连蛋白 –332 在体内起到支撑上皮黏附的关键作用[27, 29]，这种增加的黏附能力将使转导的表达层粘连蛋白 –332 的 JEB 角质形成细胞具有竞争和取代非转导的层粘连蛋白 –332 阴性上皮的能力，这可以解释矫正后的层粘连蛋白 –332 表皮可远远超出原始移植物边界的扩张现象[25]。此外，层粘连蛋白 –332 是角质形成细胞干细胞生长和维持的重要促进剂[25, 30]。这些因素共同解释了 JEB 患者在层粘连蛋白 –332 基因治疗后，移植物的高水平获取率和临床改善。

（二）隐性遗传营养不良型大疱性表皮松解症的体外基因治疗

尽管在传递全长 *COL7A1*（9kb）等大尺寸基因方面存在技术困难，但已证实使用 Moloney 白血病病毒衍生逆转录病毒载体（leukemia virus-derived retroviral vector，LZRSE）可在免疫缺陷小鼠新生的

RDEB 皮肤组织上表达Ⅶ型胶原（超过 2 年）[31]。基于这一临床前成果，平均年龄 28.7 岁的 3 名 RDEB 患者接受了自体角质形成细胞皮片的治疗，该皮片使用包含 *COL7A1* 基因的 LZRSE 表达完整Ⅶ型胶原[32, 33]。长期随访结果显示，在治疗后 3 个月、6 个月、12 个月、2 年、3 年，≥75% 的创面愈合率分别为 82%、66%、39%、58%、70%。治疗区域的Ⅶ型胶原的完整表达可通过 NC2 结构域阳性来评估，在 3 个月时检测到 73%（11/15），6 个月时检测到 53%（8/15），1 年时检测到 11%（1/9），2 年时检测到 67%（2/3）。锚原纤维在 3 个月时可见 67%（8/12），6 个月时可见 53%（8/15），1 年后可见 43%（3/7），2 年后可见 50%（1/2）。该研究显示植入组织中持久的重组Ⅶ型胶原表达与伤口愈合反应的高度一致性，进一步的Ⅲ期临床研究正在进行中（临床试验号 NCT0422710）。

然而，这种治疗也有局限性，如移植需要全身麻醉、不同解剖部位的治疗反应不同（背部创面愈合率降低）、移植物不适用于 RDEB 患者的一些有问题的区域（如手指和脚趾）。此外，与使用 *LAMB3* 工程同种异体移植物治疗的 JEB 患者相比，RDEB 患者的伤口愈合维持时间更短[25, 26]。对新生表皮中的全克隆干细胞分析可能有助于理解导致 RDEB 和 JEB 伤口愈合时间差异的潜在因素，这项研究已经在 JEB 相关试验中进行过，但在 RDEB 相关试验中尚未开展[25]。

此外，可能影响两项试验之间差异的因素是，正常情况下，*LAMB* 只在角质形成细胞中表达，而 *COL7A1* 基因在角质形成细胞和成纤维细胞中都有表达。最近，据报道，工程化皮肤替代物在角质形成细胞或成纤维细胞存在的情况下可产生Ⅶ型胶原；然而，结构正常的锚原纤维只有在皮肤替代物中才能看到，其中包括角质形成细胞和成纤维细胞[34]。尽管Ⅶ型胶原主要由表皮角质形成细胞产生和分泌，少量由成纤维细胞产生和分泌[7]，但基因转移和移植的成纤维细胞比角质形成细胞在临床前研究中展示出更高的向 BMZ 提供Ⅶ型胶原的能力[35]。此外，成纤维细胞比角质形成细胞更易存活、可被广泛培养、不容易受到生长停滞和分化的影响，这使得它们在局部伤口治疗方面优于角质形成细胞[36]。

继通过皮内注射 *COL7A1* 转导的成纤维细胞在免疫缺陷的异种移植小鼠模型中进行Ⅶ型胶原和锚原纤维修复的临床前试验之后[36, 37]，第一个人体Ⅰ期临床研究在 4 名成年 RDEB 患者上进行[38]。将表达 *COL7A1* 基因修饰的自体成纤维细胞的慢病毒注射到 1cm² 的完整皮肤内，在 12 个月时，与对照部位皮肤相比，4 名受试者中有 2 名显示出Ⅶ型胶原蛋白的表达显著增加，但在治疗区域没有检测到锚原纤维修复[38]。4 名受试者中有 3 名抗Ⅶ型胶原 IgG 血清基线水平较低（ELISA 法），其中 2 名受试者在 12 个月内无明显变化，另外 1 名受试者在第 12 个月时 IgG 水平增加 2 倍，但在盐裂皮肤间接免疫荧光显微镜下，无明显变化[38]。

该课题组进行的第二项人体Ⅰ/Ⅱ期临床试验旨在评价转基因自体成纤维细胞注射对 6 例 RDEB 患者（5 例成人，1 例儿童）持续性不可愈合创面的治疗效果，随访时间为 52 周。在创面周围皮内注射慢病毒 –*COL7A1*– 成纤维细胞后，≥75% 的创面在第 4、12、25 和 52 周分别获得了 70%、80%、75% 和 67% 的创面愈合率；相比之下，在第 4、12、25 和 52 周时，未经处理的对照组创面≥75% 的愈合率分别为 10%、11%、0% 和 16%[39]。此外，没有任何 1 名受试者出现对Ⅶ型胶原的抗体反应[39]。这两项人体试验都报道了注射相关的不良反应，如注射部位红斑、颜色改变、疼痛等，但没有出现可能与基因校正的成纤维细胞有关的严重不良反应。综上所述，*COL7A1* 修饰的自体成纤维细胞似乎是治疗 RDEB 创面的一种有效而安全的方法，相关Ⅲ期临床试验目前正在进行中（临床试验号 NCT04213261）。

四、待解决的问题

Ⅶ型胶原基因疗法和层粘连蛋白 –332 基因疗法各有长处和短处[40]。Ⅶ型胶原基因治疗可能不会表现出与层粘连蛋白 –332 基因治疗相同的选择性黏附优势。与层粘连蛋白 –332 不同的是，无论是在体外还是在体内，Ⅶ型胶原通常都不能作为角质形成细胞的黏附配体，角质形成细胞仅通过Ⅶ型胶原与层粘连蛋白 –332 的结合间接地与Ⅶ型胶原相互作用[16]，所以Ⅶ型胶原阴性的 DEB 角质形成细胞在体外没有表现出附着缺陷[41]。因此，*COL7A1* 转导后，Ⅶ型胶原阳性的 DEB 角质形成细胞不能通过差异黏附而富集。这可能解释了为什么过表达Ⅶ型胶原的自体表皮移植物含有相当大比例（30%）的非转导细胞[33]，这一现象降低了这些自体表皮移植物的有效性。没有数据表明Ⅶ型胶原的表达赋予转导的角质形成细胞任何选择性的体内黏附优势，这可以解释为什么表达Ⅶ型胶原的表皮移植物在植入 DEB 患者后 1 年内未能扩展到移植物边界之外，反而缓慢回缩[33]。

此外，Ⅶ型胶原基因治疗有一定的优势。与层粘连蛋白 –332 基因疗法相比，它更广泛地适用于更多的患者，例如它可以用于最严重或较轻的 RDEB 变种。相比之下，到目前为止，只有非致命性 JEB 患者和非重度 JEB 患者接受了皮肤层粘连蛋白 –332 基因治疗[25, 26, 42]，这是因为即使在皮肤层粘连蛋白 –332 基因治疗之后，重度 JEB 患者仍可能死于严重的黏膜疾病。因此，如果目前没有任何的技术来移植到黏膜表面，重度 JEB 患者的皮肤移植将不会带来整体获益。

Ⅶ型胶原基因治疗与层粘连蛋白 –332 基因治疗相比的另一个优势在于其诱导免疫反应的理论潜力。层粘连蛋白 –332 是一种抗原性糖蛋白，也是自身免疫性大疱性皮肤病的靶点[43, 44]。由于严重 JEB 患者层粘连蛋白 –332 的表达完全为零，所以其免疫系统不会将层粘连蛋白 –332 识别为自身结构。因此，从理论上讲，治疗性地引入层粘连蛋白 –332 表达更有可能引发免疫反应。但到目前为止，这还没有被验证过，因为还没有缺乏层粘连蛋白 –332 的 JEB 患者被此方法治疗过。相反，所有接受层粘连蛋白 –332 基因治疗的患者都只有错义突变，通常只有一个氨基酸被替代。这种类型的患者选择有助于避免自身免疫反应，但不会使大多数 JEB 患者受益，因为他们存在无效突变和严重的疾病。

真正的无效突变只发生在 30% 的重度 RDEB 患者中，而在任何较轻的 RDEB 亚型患者中都不存在 [45]。大多数 RDEB 患者至少表达 NC1 结构域，这是已知的Ⅶ型胶原分子中最具抗原性的部分，也是获得性大疱性表皮松解症自身抗体的主要靶点 [46]。可预见的是，表达 NC1 结构域的 RDEB 患者对治疗性Ⅶ型胶原产生免疫反应的机会较小，因为Ⅶ型胶原的"新"部分抗原性较低。大概也是因为这个原因，在目前发表的报道中，只有 NC1 阳性的 RDEB 患者接受了治疗。

然而，尽管采取了这种预防措施，2 名 RDEB 患者已经对基因治疗产生了针对Ⅶ型胶原的组织结合抗体。其中 1 例显示针对 NC2 结构域或其附近的抗原表位的抗Ⅶ型胶原抗体效价（1∶300）高于基线值（1∶40）[33]。考虑到所有受试者在基线特征中 NC1 呈阳性，NC2 呈阴性，该患者似乎发生了针对重组Ⅶ型胶原的免疫反应。综上所述，识别和处理治疗基因产物的非预期的免疫反应，对于未来基因治疗是举足轻重的。

这些体外基因治疗的缺点是治疗性逆转录病毒和慢病毒载体的整体性。由于这些载体的病毒插入是随机的，它可以调节癌基因或抑癌基因，从而影响肿瘤的发展。这不仅仅是一种理论上的可能性，正如报道所述，在接受 X 连锁严重联合免疫缺乏症的逆转录病毒治疗的患者中发生白血病的案例所表明的那样 [47, 48]。值得注意的是，在前面提到的成纤维细胞 RDEB 研究中，COL7A1 基因的传递是通过慢病毒载体实现的，考虑到插入突变的风险，这被认为是更安全的 [49]。

一种新的 COL7A1 基因治疗方法可以解决这一整合性致癌安全性

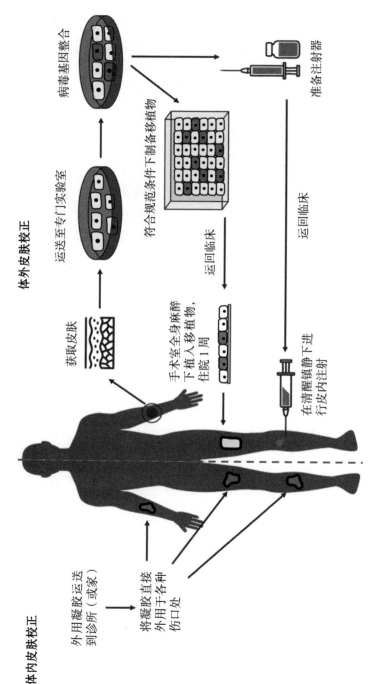

▲ 图 10-1　不同基因治疗方法

体外基因治疗首先需皮肤活检，所得组织被运送到专门实验室，患者在全身麻醉手术室，并再次运回临床，在清醒镇静的情况下注射到您的皮肤中。体内基因治疗不需要细胞工程，可直接在门诊移植至患者皮肤上
成皮片，并再次运回临床，在全身麻醉下实施组织移植并住院1周。工程化的成纤维细胞被装入注射器，运回临床，在清醒镇静下注射到您的皮肤中。体内基因治疗不需要细胞工程，可直接在门诊移植至患者皮肤上

问题。该方法使用一种表型修饰的、复制缺陷的单纯疱疹病毒 1 型载体，直接局部应用于 RDEB 皮肤（体内基因治疗）。这种新的体内方法有几个优点，其中一个是可以在不需要细胞工程的情况下应用；另一个优点是，这个方法可以在门诊便捷应用，不需要麻醉或住院（图 10-1），因此，它可能更容易为更多的患者所接受，特别是那些发展中国家的患者或无法进入专科医疗中心的患者。这项局部基因治疗目前在进行多中心 Ⅲ 期临床试验（临床试验号 NCT04491604）。

五、结论

对真皮 – 表皮交界处基底膜的生物学和 EB 的病理生理学基础理论已经为 JEB 和 RDEB 的首批基因治疗临床试验奠定了基础。这些试验已经证实基因治疗可以安全并长期有效地应用于 JEB 和 RDEB 患者的皮肤。目前仍需要大量的工作来完善和加强对皮肤的基因递送，其中包括改进体外方法、通过治疗载体降低诱发癌症的风险、更好地靶向皮肤干细胞、开发体内治疗新方法、防止自身免疫反应等，这些都是大疱性表皮松解症基因治疗和整个基因治疗领域所面临的挑战。

参考文献

[1] Hebra FV. Arztlicher Bericht des K.K allegemeinen Krankenhauses zu Wien vom Jare 1870. *Vienna* 1870; 362.

[2] Bardhan A, Bruckner–Tuderman L, Chapple ILC, Fine J–D, Harper N, Has C, et al. Epidermolysis bullosa. *Nature Reviews Disease Primers* 2020; 6(1).

[3] Ryan MC, Christiano AM, Engvall E, Wewer UM, Miner JH, Sanes JR, et al. The functions of laminins: Lessons from in vivo studies. *Matrix Biology Matrix Biol* 1996; 15(6): 369–381.

[4] Palade GE and Farquhar MG. A special fibril of the dermis. *J Cell Biol* 1965; 27(1):

215–224.

[5] Pearson RW. Studies on the pathogenesis of epidermolysis bullosa. *J Invest Dermatol* 1962; 39: 551–575.

[6] Burgeson RE. Type VII collagen, anchoring fibrils, and epidermolysis bullosa. *J Invest Dermatol* 1993; 101(3): 252–255.

[7] Marinkovich MP, Keene DR, Rimberg CS, Burgeson RE. Cellular origin of the dermal–epidermal basement membrane. *Dev Dyn* 1993; 197(4): 255–267.

[8] Marinkovich MP. Inherited epidermolysis bullosa. In: Kang S, Amagai M, Bruckner AL, Enk AH, Margolis DJ, McMichael AJ, et al. Eds. *Fitzpatrick's Dermatology*. 9th Ed. McGraw–Hill Education, New York, NY, 2019; pp. 1011–1035.

[9] Marinkovich MP, Lunstrum GP, and Burgeson RE. The anchoring filament protein kalinin is synthesized and secreted as a high molecular weight precursor. *J Biol Chem* 1992; 267(25): 17900–17906.

[10] Marinkovich MP, Lunstrum GP, Keene DR, and Burgeson RE. The dermal–epidermal junction of human skin contains a novel laminin variant. *J Cell Biol* 1992; 119(3): 695–703.

[11] Meneguzzi G, Marinkovich MP, Aberdam D, Pisani A, Burgeson R, and Ortonne JP. Kalinin is abnormally expressed in epithelial basement membranes of Herlitz's junctional epidermolysis bullosa patients. *Exp Dermatol* 1992; 1(5): 221–229.

[12] Marinkovich MP, Meneguzzi G, Burgeson RE, Blanchet–Bardon C, Holbrook KA, Smith LT, et al. Prenatal diagnosis of Herlitz junctional epidermolysis bullosa by amniocentesis. *Prenat Diagn* 1995; 15(11): 1027–1034.

[13] Marinkovich MP, Verrando P, Keene DR, Meneguzzi G, Lunstrum GP, Ortonne JP, et al. Basement membrane proteins kalinin and nicein are structurally and immunologically identical. *Lab Invest* 1993; 69(3): 295–299.

[14] Christiano AM, Greenspan DS, Lee S, and Uitto J. Cloning of human type VII collagen. Complete primary sequence of the alpha 1(VII) chain and identification of intragenic polymorphisms. *J Biol Chem* 1994; 269(32): 20256–20262.

[15] Rousselle P, Keene DR, Ruggiero F, Champliaud MF, Rest M, and Burgeson RE. Laminin 5 binds the NC–1 domain of type VII collagen. *Journal of Cell Biology J Cell Biol* 1997; 138(3): 719–728.

[16] Chen M, Marinkovich M, Veis A, Cai X, Rao C, O'Toole E, et al. Interactions of the amino–terminal noncollagenous (NC1) domain of type VII collagen with extracellular

matrix components. A potential role in epidermal–dermal adherence in human skin. *J Biol Chem* 1997; 272(23): 14516–14522.

[17] Rattenholl A, Pappano WN, Koch M, Keene DR, Kadler KE, Sasaki T, et al. Proteinases of the bone morphogenetic protein–1 family convert procollagen VII to mature anchoring fibril collagen. *J Biol Chem* 2002; 277(29): 26372–26378.

[18] Yan EG, Paris JJ, Ahluwalia J, Lane AT, and Bruckner AL. Treatment decision–making for patients with the Herlitz subtype of junctional epidermolysis bullosa. *J Perinatol* 2007; 27(5): 307–311.

[19] Yuen WY, Duipmans JC, Molenbuur B, Herpertz I, Mandema JM, and Jonkman MF. Long–term follow–up of patients with Herlitz–type junctional epidermolysis bullosa. *Br J Dermatol* 2012; 167(2): 374–382.

[20] Ida JB, Livshitz I, Azizkhan RG, Lucky AW, and Elluru RG. Upper airway complications of junctional epidermolysis bullosa. *J Pediatr* 2012; 160(4): 657–661.

[21] Has C, Bauer JW, Bodemer C, Bolling MC, Bruckner–Tuderman L, Diem A, et al. Consensus reclassification of inherited epidermolysis bullosa and other disorders with skin fragility. *British Journal of Dermatology* 2020: 1–14.

[22] Eichstadt S, Tang JY, Solis DC, Siprashvili Z, Marinkovich MP, Whitehead N, et al. From clinical phenotype to genotypic modelling: Incidence and prevalence of recessive dystrophic epidermolysis bullosa (RDEB). *Clin Cosmet Investig Dermatol* 2019; 12: 933–942.

[23] Has C, Nystrom A, Saeidian AH, Bruckner–Tuderman L, Uitto J. Epidermolysis bullosa: Molecular pathology of connective tissue components in the cutaneous basement membrane zone. *Matrix Biol* 2018; 71–72: 313–329.

[24] Fine JD, Johnson LB, Weiner M, Li KP, and Suchindran C. Epidermolysis bullosa and the risk of life–threatening cancers: The national EB registry experience, 1986–2006. *J Am Acad Dermatol* 2009; 60(2): 203–211.

[25] Hirsch T, Rothoeft T, Teig N, Bauer JW, Pellegrini G, De Rosa L, et al. Regeneration of the entire human epidermis using transgenic stem cells. *Nature* 2017; 551(7680): 327–332.

[26] De Rosa L, Carulli S, Cocchiarella F, Quaglino D, Enzo E, Franchini E, et al. Long–term stability and safety of transgenic cultured epidermal stem cells in gene therapy of junctional epidermolysis bullosa. *Stem Cell Reports* 2014; 2(1): 1–8.

[27] Rousselle P, Lunstrum GP, Keene DR, Burgeson RE. Kalinin: An epithelium–specific basement membrane adhesion molecule that is a component of anchoring filaments. *J Cell Biol* 1991; 114: 567–5676.

[28] Sakai N, Waterman EA, Nguyen NT, Keene DR, and Marinkovich MP. Observations of skin grafts derived from keratinocytes expressing selectively engineered mutant laminin–332 molecules. *J Invest Dermatol* 2010; 130(8): 2147–2150.

[29] Lazarova Z, Yee C, Darling T, Briggaman RA, and Yancey KB. Passive transfer of anti–laminin 5 antibodies induces subepidermal blisters in neonatal mice. *J Clin Invest* 1996; 98(7): 1509–1518.

[30] De Rosa L, Secone Seconetti A, De Santis G, Pellacani G, Hirsch T, Rothoeft T, et al. Laminin 332–dependent YAP dysregulation depletes epidermal stem cells in junctional epidermolysis bullosa. *Cell Rep* 2019; 27(7): 2036–2049.

[31] Siprashvili Z, Nguyen NT, Bezchinsky MY, Marinkovich MP, Lane AT, and Khavari PA. Long–term type VII collagen restoration to human epidermolysis bullosa skin tissue. *Hum Gene Ther* 2010; 21(10): 1299–1310.

[32] Eichstadt S, Barriga M, Ponakala A, Teng C, Nguyen NT, Siprashvili Z, et al. Phase 1/2a clinical trial of gene–corrected autologous cell therapy for recessive dystrophic epidermolysis bullosa. *JCI Insight* 2019; 4(19).

[33] Siprashvili Z, Nguyen NT, Gorell ES, Loutit K, Khuu P, Furukawa LK, et al. Safety and wound outcomes following genetically corrected autologous epidermal grafts in patients with recessive dystrophic epidermolysis bullosa. *JAMA— Journal of the American Medical Association* 2016; 316(17): 1808–1817.

[34] Supp DM, Hahn JM, Combs KA, McFarland KL, Schwentker A, Boissy RE, et al. Collagen VII expression is required in both keratinocytes and fibroblasts for anchoring fibril formation in bilayer engineered skin substitutes. *Cell Transplant* 2019: 963689719857657.

[35] Goto M, Sawamura D, Ito K, Abe M, Nishie W, Sakai K, et al. Fibroblasts show more potential as target cells than keratinocytes in COL7A1 gene therapy of dystrophic epidermolysis bullosa. *J Invest Dermatol* 2006; 126(4): 766–772.

[36] Ortiz–Urda S, Lin Q, Green CL, Keene DR, Marinkovich MP, and Khavari PA. Injection of genetically engineered fibroblasts corrects regenerated human epidermolysis bullosa skin tissue. *J Clin Invest* 2003; 111(2): 251–255.

[37] Georgiadis C, Syed F, Petrova A, Abdul–Wahab A, Lwin SM, Farzaneh F, et al.

Lentiviral engineered fibroblasts expressing codon-optimized COL7A1 restore anchoring fibrils in RDEB. *Journal of Investigative Dermatology* 2016; 136(1): 284–292.

[38] Lwin SM, Syed F, Di WL, Kadiyirire T, Liu L, Guy A, et al. Safety and early efficacy outcomes for lentiviral fibroblast gene therapy in recessive dystrophic epidermolysis bullosa. *JCI Insight* 2019; 4(11).

[39] Marinkovich M, Lane A, Sridhar K, Keene D, Malyala A, and Maslowski J. A phase 1/2 study of genetically-corrected, collagen VII expressing autologous human dermal fibroblasts injected into the skin of patients with recessive dystrophic epidermolysis bullosa (RDEB). *Journal of Investigative Dermatology* 2018; 138(5): S100.

[40] Marinkovich MP, Tang JY. Gene therapy for epidermolysis bullosa. *Journal of Investigative Dermatology* 2019; 139(6): 1221–1226.

[41] Waterman EA, Sakai N, Nguyen NT, Horst BA, Veitch DP, Dey CN, et al. A laminin-collagen complex drives human epidermal carcinogenesis through phosphoinositol-3-kinase activation. *Cancer Res* 2007; 67(9): 4264–4270.

[42] Mavilio F, Pellegrini G, Ferrari S, Di Nunzio F, Di Iorio E, Recchia A, et al. Correction of junctional epidermolysis bullosa by transplantation of genetically modified epidermal stem cells. *Nat Med* 2006; 12(12): 1397–1402.

[43] Domloge-Hultsch N, Gammon WR, Briggaman RA, Gil SG, Carter WG, and Yancey KB. Epiligrin, the major human keratinocyte integrin ligand, is a target in both an acquired autoimmune and an inherited subepidermal blistering skin disease. *J Clin Invest* 1992; 90(4): 1628–1633.

[44] Kirtschig G, Marinkovich MP, Burgeson RE, and Yancey KB. Anti-basement membrane autoantibodies in patients with anti-epiligrin cicatricial pemphigoid bind a subunit of laminin 5. *J Invest Dermatol* 1995; 105(4): 543–548.

[45] Ortiz-Urda S, Garcia J, Green CL, Chen L, Lin Q, Veitch DP, et al. Type VII collagen is required for Ras-driven human epidermal tumorigenesis. *Science* 2005; 307(5716): 1773–1776.

[46] Woodley DT, Burgeson RE, Lunstrum G, Bruckner-Tuderman L, Reese MJ, Briggaman RA. Epidermolysis bullosa acquisita antigen is the globular carboxyl terminus of type VII procollagen. *J Clin Invest* 1988; 81(3): 683–687.

[47] Hacein-Bey- Abina S, Von Kalle C, Schmidt M, McCormack MP, Wulffraat N, Leboulch P, et al. LMO2-associated clonal T cell proliferation in two patients after

gene therapy for SCID–X1. *Science* 2003; 302(5644): 415–459.

[48] Hacein–Bey– Abina S, von Kalle C, Schmidt M, Le Deist F, Wulffraat N, McIntyre E, et al. A serious adverse event after successful gene therapy for X–linked severe combined immunodeficiency. *N Engl J Med* 2003; 348(3): 255–256.

[49] Dunbar CE, High KA, Joung JK, Kohn DB, Ozawa K, and Sadelain M. Gene therapy comes of age. *Science* 2018; 359(6372).

第 11 章　自身免疫性疱病的精准嵌合抗原受体 T 细胞疗法

Precision CAR-T Cell Therapy for
Autoimmune Blistering Diseases

Lawrence S. Chan　著

朱沁媛　译　　林尽染　校

一、概述

嵌合抗原受体 T 细胞疗法（CAR-T 细胞疗法）就像一种"活体药物"，利用患者自身的免疫细胞在实验室进行改造后发挥治疗作用[1, 2]。这种疗法的最初想法源自癌症特异性 T 细胞根除肿瘤的可能[3]。这种治疗方法利用了遗传修饰的 T 细胞可以通过以 MHC 非限制性方式与靶细胞相互作用来消除靶细胞的理论。早期的 CAR-T 细胞疗法被开发用于靶向治疗癌症，特别是用于儿童 B 细胞血液肿瘤。CAR-T 细胞治疗的一些早期成功案例包括针对 B 细胞来源的急性淋巴细胞淋巴瘤的 CD19⁻ 靶向疗法和 CD22⁻ 靶向疗法，在这些案例中 CAR-T 细胞治疗完全消除了此类 B 细胞淋巴瘤[4-6]。作为一种适应性免疫疗法，CAR-T 细胞疗法包括三个主要步骤[1]。

- 收集患者外周血并分离 T 细胞。

- 这些分离的 T 细胞将在无菌实验室环境中通过基因工程技术进行体外修饰。作为修饰后的产物，经生物工程改造过的 T 细胞将在其表面携带一个与细胞质中共刺激分子相连的嵌合抗原受体，用于识别位于 B 细胞来源的淋巴瘤细胞表面上的指定靶标，最终引起目标 B 细胞的溶解（细胞破坏）。在一项研究中，这些 T 细胞经生物工程改造后携带一条可识别 CD19 的抗体可变区单链，CD19

为 B 细胞谱系的表面标志物。因此，这些工程化的 T 细胞能与 B 细胞结合并导致细胞裂解。

- 随后，这些经过修饰的 T 细胞在实验室中被激活，被重新输入到患者的血液，靶向对抗 B 细胞来源的淋巴瘤细胞。

近期，CAR-T 细胞疗法在人类肿瘤疾病上取得的成功，引发了通过改良这种疗法用于控制自身免疫性 B 淋巴细胞介导的自身免疫性疾病的想法 [2, 7]。

二、需求分析

自身免疫性疾病是由患者异常改变的免疫系统针对自身细胞、组织或器官介导的，导致器官功能障碍和破坏的免疫紊乱性疾病。Joan Friedlander 敏锐地阐述过自身免疫性疾病对生活的改变影响："与许多改变生活的事件一样，自身免疫性疾病几乎肯定会让您重新评估您的优先事项 [8]。"尽管自身免疫性疾病的每种亚类都相对少见，但作为一组涵盖 80 多个亚类的疾病，自身免疫性疾病已成为最普遍的疾病之一，仅在美国就有 1400 万～ 2300 万人受累。据估计，美国每年针对自身免疫性疾病的直接医疗费用高达 1000 亿美元 [9]。由于自身免疫性疾病对社会的重大影响，美国国立卫生研究院仅在 2003 财年就花费了超过 5.9 亿美元用于自身免疫性疾病的研究 [10]。自身免疫性皮肤病可由自身反应性 T 细胞或自身抗体介导。本章将重点介绍一种由自身抗体，即由自身免疫性 B 细胞介导的皮肤病。这组疾病中最常见的是两种自身免疫性疱病，即寻常型天疱疮和大疱性类天疱疮，它们分别源于靶向被针对表皮细胞浅层成分和表皮 – 真皮连接成分的自身抗体 [11-13]。大疱性类天疱疮通常可通过低剂量的免疫抑制药和糖皮质激素来控制，而寻常型天疱疮则被认为多数对常规治疗抵抗并常常危及生命。因此，寻常型天疱疮是本章的主要重点。

寻常型天疱疮在临床上表现为浅表水疱。在大多数患者中，最初的临床表现源于口腔内观察到的红斑、水疱和糜烂。这些口腔病灶通常疼痛，并且会严重干扰患者的食物和液体摄入。当累及皮肤时，典型发病部位可位于任何部位的皮肤，其中包括头皮、面部、躯干、四肢和其他黏膜表面。水疱通常是松弛易破的，产生许多糜烂面，从而导致体液和电解质的流失及感染的可能。除了其典型临床表现外，寻常型天疱疮诊断通常通过皮损和皮损周围皮肤活检的结果来明确。从这些患者皮损处的活检会显示出特征性的表皮内水疱，伴有棘层松解现象（表皮细胞间分离）和炎症细胞浸润，而通过直接免疫荧光显微镜检测的皮损周围皮肤将显示 IgG 和 C3 自身抗体呈网状结合在表皮细胞表面。其他的诊断方法包括间接免疫荧光显微镜检查和 ELISA 检测等，可以进一步明确诊断并可通过滴度测定评估致病性抗体的水平。以猴食管上皮为底物的间接免疫荧光检测通常可以揭示出以网状模式结合至上皮细胞表面的患者体内循环 IgG 类自身抗体的存在和数量，而 ELISA 法则常常通过精准识别桥粒芯糖蛋白 3 和 1 抗原，在分子水平精准诊断患者的循环 IgG 自身抗体 [11, 12]。研究已明确，靶向桥粒芯糖蛋白 1 和桥粒芯糖蛋白 3 的自身抗体分别是致皮肤和黏膜出现水疱的原因 [13, 14]。

尽管寻常型天疱疮的诊断通常较为简单，但治疗却完全不同。对于寻常型天疱疮患者的治疗已经在历史上经历了数个关键的改良阶段。在系统性糖皮质激素作为治疗药物出现之前，患有这种疾病的患者通常只能接受支持治疗，大多数患者在以此作为第一治疗阶段的时间范围内都未能幸免于难。第二个历史性的治疗阶段源于系统性糖皮质激素进入临床并用于这些患者的治疗，许多患者得以存活，但该救命良药的长期使用却不可避免地导致严重的不良反应：糖尿病、白内障、骨骼疾病和体重大幅增加。在接下来的治疗阶段，通过对免疫抑制药的普及，医生使用这些药物来部分替代系统性糖皮质激素以减少激素的用药量和疗程，从而减少其相关的不良反应。然而，这些非特异性免疫抑制药的负面影响是使患者对病原体的整体免疫防御产生了潜在危险的抑制作用，并增加了严重机会性感染的风险 [12]。这将我们带到了第四阶段，也就是当前治疗阶段，起自于 2006 年左右，当一种称为利妥昔单抗的生物制剂成为许多患者的治疗选择[15, 16]。利妥昔单抗（Rituximab）是一种单克隆抗体，靶向针对中间发育阶段的人类 B 细胞，即那些具有细胞表面标志物 CD20 的细胞，在此阶段后它们会变成产生抗体的浆细胞并失去 CD20 标志物[2]。利妥昔单抗是一种融合了人源化 CD20 结合的鼠可变区（Fv）和人恒定（Fc）区的嵌合抗体，由于它仅针对免疫防御中的 B 细胞一环，同时丝毫无损 T 细胞免疫，因此较少在患者中产生普遍免疫抑制的困扰，从而为患者提供了更好的治疗选择。从机制而论，通过与 CD20 结合来消耗 B 细胞的利妥昔单抗，可能通过以下四种已明确的方式之一来达到消耗 CD20$^+$ B 细胞的目的：补体依赖的细胞毒性反应、抗体依赖的细胞毒性反应、抗体依赖的吞噬作用和诱导程序性细胞死亡（细胞凋亡）。B 细胞的耗竭导致抗体产生的普遍减少，包括抗桥粒芯糖蛋白致病抗体[2]。尽管利妥昔单抗非常有效并提供了良好的治疗选择，但它并不是仅针对致病性 B 细胞的精准疗法。随着医学界不断地寻求对治疗寻常型天疱疮更完美的解决方案，CAR-T 细胞定向疗法应运而生。我们将在下文中详述这种潜在的治疗选择。

三、革新技术：CAR-T 细胞疗法在寻常型天疱疮中的应用

CAR-T 细胞定向疗法的最新进展给诊疗自身免疫性皮肤病的医生和研究皮肤自身免疫的科学家们带来了很多激励。一组研究人员开发了一种嵌合自身抗体受体（chimeric autoantibody receptor，CAAR）–T 细胞的方法，旨在开创一种针对寻常型天疱疮的新型靶向特异性疗法。该方法的发明基于以下知识：寻常型天疱疮中的致病 B 细胞携带一个结合在细胞膜表面的抗桥粒芯糖蛋白 3 自身抗体作为其 B 细胞受体，以及 T 细胞经过改造通过含有针对这些致病性 B 细胞的特异性受体可以诱导 B 细胞发生细胞裂解。在这种情况下，自身抗体（autoantibody，

AA）相当于 CAR 名称中的"抗原"[17]，生物工程化的 CAAR-T 细胞中的"AAR"或自身抗体受体将在构建后承载桥粒芯糖蛋白 3 的蛋白片段，这正是致病性 B 细胞表面 B 细胞受体上抗桥粒芯糖蛋白 3 自身抗体的受体。接下来将详细描述这项有趣的研究。

- 研究人员对编码融合蛋白 CAAR 的基因进行了克隆，该基因包含三个结构域：人桥粒芯糖蛋白 3 片段的胞外结构域作为抗桥粒芯糖蛋白 3 自身抗体的识别结构域；一个跨膜结构域；包含两部分的细胞内结构域，即 CD3（内源性 T 细胞受体的组成部分）ζ 链和促细胞存活和增殖的共刺激分子（4-1BB/CD137）。在这项研究中，实验结果明确显示携带抗桥粒芯糖蛋白 3 受体的 B 细胞出现最严重的细胞裂解现象，CAAR 部分由桥粒芯糖蛋白 3 的胞外钙黏素结构域 1～4（EC1-4）、具有二聚化能力的 CD8a 跨膜结构域和 CD137-CD3ζ 细胞质结构域共同组成。

- 将 CAAR 基因克隆到慢病毒质粒中。

- 将含有 CAAR 的病毒载体转染到包装细胞系中，以获得足够数量携带 CAAR 的质粒。

- 从同一谱系的寻常型天疱疮建模小鼠中收集并分离小鼠 T 细胞。

- 用带有 CAAR 的质粒孵育这些分离后的 T 细胞，使这些质粒进入 T 细胞并将编码 CAAR 的 RNA 导入这些 T 细胞。

- CAAR 的 RNA 被逆转录为 DNA 并整合到这些 T 细胞的基因组中。

- 这些生物工程化的 T 细胞转录和翻译 CAAR 基因，并在其细胞表面表达 CAAR 蛋白。

- 这些 CAAR-T 细胞在体外被激活、扩增、浓缩和冷冻保存。

- 体外检验这些 CAAR-T 细胞对致病性 B 细胞的裂解功能。

- 这些在体外被证实具有功能的 CAAR-T 细胞被重新注入抗人桥粒芯糖蛋白 3 自身抗体建模的患病小鼠体内。图 11-1 展示了 CAAR-T 细胞的结构、与携带抗桥粒芯糖蛋白致病性 B 细胞间的相互作用、后续可能导致 B 细胞裂解的机制。

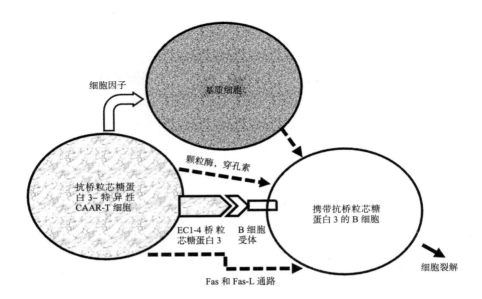

▲ 图 11-1　CAAR-T 细胞与携带抗桥粒芯糖蛋白 B 细胞间的相互结合和可能的细胞裂解机制

CAAR-T 细胞受体中的桥粒芯糖蛋白 3 的 EC1-4 结构域与 B 细胞受体上的抗桥粒芯糖蛋白 3 之间相互结合。表达抗桥粒芯糖蛋白 3 的 B 细胞裂解可能通过以下三种机制之一执行：通过颗粒酶和穿孔素直接导致细胞裂解；通过 Fas 和 Fas-L 通路导致细胞凋亡；通过细胞因子诱导的基质细胞活化间接引起细胞裂解

这项研究中发现了一些有趣的现象，具体如下[17]。

- 这些 CAAR-T 细胞在体外选择性地靶向作用于携带抗桥粒芯糖蛋白 3 的 B 细胞，并且能靶向那些携带抗人桥粒芯糖蛋白 3 不同表位抗体的致病 B 细胞。

- 即使患者的抗桥粒芯糖蛋白 3 的自身抗体确有降低，但不会阻碍这些 CAAR-T 细胞在体外的细胞毒活性。

- 在由抗人桥粒芯糖蛋白 3 自身抗体诱导的寻常型天疱疮小鼠模型中，这些 CAAR-T 细胞减少了致病 IgG 抗体数量并降低了疾病的临床严重程度。

- 没有观察到对角质形成细胞的治疗外毒性。角质形成细胞表达桥粒胶蛋白和其他桥粒芯糖蛋白，理论上可能与 CAAR-T 细胞的桥粒芯糖蛋白 3 结合而成为非预期目标。

- 这些靶向针对携带抗桥粒芯糖蛋白 B 细胞的特异性 CAAR-T 细胞与靶向针对 CD19 的非特异性 CAR-T 细胞具有相似的靶向活性，这表明这些 CAAR-T 细胞对自身反应性 B 细胞的靶向疗效不会降低。

最近，同一组研究人员发表了以下这些源于一项临床前研究的发现：桥粒芯糖蛋白 3–CAAR T 细胞特异性裂解源自寻常型天疱疮患者体内表达抗桥粒芯糖蛋白 3 的 B 细胞，减少患者循环和皮损处的自身抗体量，在临床和组织学水平清除大疱[18]。

四、待解决的问题

在 CAAR-T 细胞疗法成为寻常型天疱疮患者的标准治疗方案之前，仍有很多问题亟待解决。

（一）靶向针对表达抗桥粒芯糖蛋白 1 的 B 细胞

大多数寻常型天疱疮患者最先出现口腔黏膜损害，为桥粒芯糖蛋白 3 自身抗体所致，逐渐出现皮肤损害，为桥粒芯糖蛋白 1 自身抗体所致[13, 14]。这一现象强烈表明对于那些同时具有黏膜和皮肤损害的患者，如果我们的目标是实现对寻常型天疱疮的全面控制，我们将同时需要靶向针对抗桥粒芯糖蛋白 1 及抗桥粒芯糖蛋白 3 的 B 细胞的 CAAR-T 细胞[2]。抗桥粒芯糖蛋白 1– 特异性 CAAR-T 细胞也将成为治疗落叶型天疱疮患者的最佳活细胞治疗，此型天疱疮仅由桥粒芯糖蛋白 1 自身抗体致病[13, 14]。

（二）建立治疗计划

亟须医学界解决的一个问题是 CAAR-T 细胞疗法的治疗频率。虽然有人提出一部分生物工程化后的 CAAR-T 细胞可能成为记忆性 T 细胞，由此将提供持续保护，以防止由携带抗桥粒芯糖蛋白的致病 B 细胞所带来的疾病复发。如果此类证据可以有据可查，我们将在现实生活中为患者提供更好的服务。制订此治疗计划非常重要的原因在于这种细胞治疗的成本过于昂贵，因为治疗恶性 B 细胞淋巴瘤的 CD19⁻ 特异性 CAR-T 细胞治疗的单次费用约为 40 000 美元[2]。此外，已有报道 CD19⁻ 特异性 B 细胞淋巴瘤的 CAR-T 细胞治疗后由于复发而需要增加治疗[3]。

（三）复发管理

CD19⁻ 特异性 CAR-T 细胞疗法在治疗血液系统 B 细胞淋巴瘤中获得了初步成功，但由于部分患者缺乏长期缓解而出现复发，该疗法受到了一些阻碍。大多数情况下，这种情况的原因是由于 B 细胞肿瘤中抗原（CD19）的丢失。对潜在抗原丢失的前瞻性预测有助于制订一些策略来应对这些可能出现的远期治疗失败，正如附加的 CD22⁻ 特异性 CAR-T 细胞已成功用于 CD19⁻ 特异性 CAR-T 细胞疗法复发的患者[4]。

（四）未来展望

在 B 细胞淋巴瘤的 CAR-T 细胞治疗中，一般认为 CAR-T 细胞可以通过三种可能的机制启动 B 细胞中肿瘤细胞的裂解[3]。

- 颗粒酶和穿孔素通路裂解抗原表达阳性的 B 细胞肿瘤。
- Fas 和 Fas-L 途径在抗原表达阳性的环境中靶向定位部分抗原表达阴性的 B 细胞肿瘤。
- 细胞因子上调邻近基质细胞表面的 IFN-γ 受体，从而增强基质细胞对 B 细胞淋巴瘤的攻击。

目前，我们对 CAR-T 细胞的详细机制和不良反应仍了解有限。因此，我们需要进行更多的研究来为医学界阐述相关信息，以制订最佳治疗方案并最大限度地减少严重不良反应[3]。

五、结论

CAR-T 细胞疗法在 B 细胞相关疾病中所取得的进步为自身免疫性大疱性皮病的治疗开启了新的时代。该领域的进一步研究将硕果累累，使得这类疾病的靶向治疗更加精准。

参考文献

[1] Chan LS. Precision. In: Chan LS and Tang WC. Eds. *Engineering-Medicine: Principles and Applications of Engineering in Medicine*. CRC Press, Boca Raton, FL, 2019.

[2] Didona D, Maglie R, Eming R, et al. Pemphigus: Current and future therapeutic strategies. *Front Immunol* 2019; June 25. Doi: 10.3389/fimmu.2019.01418.

[3] Benmebarek M-R, Karches CH, Cadilha BL, et al. Killing mechanisms of chimeric antigen receptor (CAR) T cells. *Int J Mol Sci* 2019; 20: 1283. Doi: 10.3390/ijms20061283.po.

[4] Kochenderfer JN, Wilson WH, Janik JE, et al. Eradication of B–lineage cells and regression of lymphoma in a patient treated with autologous T cells genetically engineered to recognize CD19. *Blood* 2010: 4099–4102.

[5] MacKall CL, Merchant MS, and Fry TJ. Immune based therapies for childhood cancer. *Nature Review Clinical Oncology* 2014; 11: 693–703.

[6] Fry TJ, Shah NN, Orentas RJ, et al. CD22–targeted CAR–T cells induced remission in B–ALL that is naïve or resistant to CD19–targeted CAR immunotherapy. *Nat Med* 2018; 24: 20–28.

[7] Chatenould L. Precision medicine for autoimmune disease. *Nat Biotechnol* 2016; 34: 930–932. Doi: 10.1038/nbt.3670.

[8] [GOODREADS] Autoimmune disease quotes. Goodreads. [www.goodreads/ tag/autoimmune–disease] Accessed December 19, 2020.

[9] Beecham JE and Seneff S. Autoimmune disease: Budget–buster or enlightened solutions? (The coming epidemic and the new administration in Washington). *Arch Comm Med and Pub Health* 2017; 3: 032–040. http:/dx.doi. org/10.17352/2455–5479.000022.

[10] [PROGRESS] Progress in autoimmune diseases research. Report to congress. National Institutes of Health. March 2005. [www.niaid.nih.gov/sites/default/ files/ adccfinal.pdf] Accessed December 26, 2020.

[11] Chan LS. *Blistering skin diseases*. CRC Press, Boca Raton, FL, 2009.

[12] Chan LS. *Pemphigus vulgaris*. Nova Science Publisher, Hauppauge, NY, 2016.

[13] Kasperkiewicz M, Ellebrecht CT, Takahashi H, et al. Pemphigus. *Nat Rev Dis Primers* 2018; 3: 17026. Doi: 10.1038/nrdp.2017.26.

[14] Mahoney MG, Wang Z, Rothenberger K, et al. Explanations for the clinical and microscopic localization of lesions in pemphigus foliaceus and vulgaris. *J Clin Invest* 1999; 103: 461–468.

[15] Ahmed AR, Spigelman Z, Cavacini LA, et al. Treatment of pemphigus vulgaris with rituximab and intravenous immune globulin. *N Engl J Med* 2006; 355U: 1772–1779. Doi: 10.1056/NEJMoa062930.

[16] Joly P, Mouquet H, Roujeau JC, et al. A single cycle of rituximab for the treatment of severe pemphigus. *N Engl J Med* 2007; 357: 545–552. Doi: 10.1056/ NEJMoa067752.

[17] Ellebrecht CT, Bhoj VG, Nace A, et al. Reengineering chimeric antigen receptor T cells for targeted therapy of autoimmune disease. *Science* 2016; 353: 179–184. Doi: 10.1126/science.aaf6756.

[18] Lee J, Lundgren DK, Mao X, et al. Antigen–specific B cell depletion for precision therapy of mucosal pemphigus vulgaris. *J Clin Invest* 2020; 130: 6317–6324. Doi: 10.1172/JCI138416.